专家助我当妈妈
做更美的妈妈，养更棒的孩子

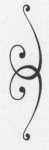
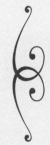

母乳喂养

宝宝壮，妈妈美

姜淑清◎著

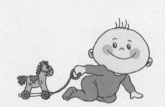

译林出版社

目录　CONTENTS

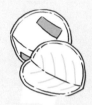

Chapter1

做好母乳喂养准备

爸爸在母乳喂养中的角色

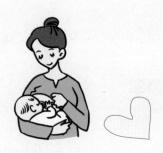

Chapter2

改变喂养的技巧
和观念

抓住母乳喂养最初的几小时

初次喂奶

找到舒服的哺乳姿势

宝宝想要吃奶的信号

母乳够不够的判断

按需喂养，搞定喂奶频率

配方奶喂养 ≠ 母乳喂养

刺激奶阵，增加奶量

成功追奶有对策

奶量不足的五个假象

避开影响乳汁分泌的因素………………62

夜晚喂奶

溢奶处理

剖腹产后的母乳喂养

早产儿、双胞胎母乳喂养

挤奶的方法

哺乳期用药

关于乳汁的误区 …………………………… 91

Chapter3

克服哺乳中的困难

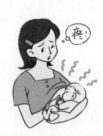

疼：哺乳疼痛

涨：乳房肿胀

堵：乳管堵塞、乳腺炎

乳腺脓肿、乳头念珠菌感染

乳头平坦和凹陷

常清洁、勤吮吸

Chapter4

简单有效的乳房按摩护航母乳喂养

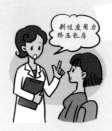

通乳按摩

催乳按摩

Chapter5

科学饮食打造优质母乳

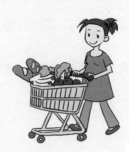

哺乳期需要的营养素

饮食催乳，避开误区

10 款催乳汤水

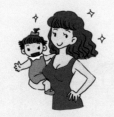

Chapter6

母乳妈妈爱美丽

做好乳房保养，防止变形

辣妈哺乳期形体保养

Chapter7

职场妈妈的哺乳管理

平衡母乳喂养与工作

让宝宝适应奶瓶

乳汁储存和加热

保持乳汁供应

给自己减压

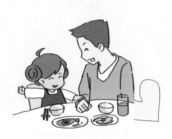

Chapter8

母乳宝宝的辅食添加和断奶

添加辅食及常见问题

顺利度过断奶期

Chapter9

母乳喂养的替代

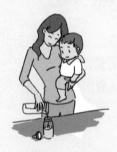

母乳喂养不是唯一的爱

混合喂养

母乳替代：配方奶喂养

Chapter1

做好母乳喂养准备

建立哺乳信心

母乳喂养，是上天赋予妈妈的本能行为。在正常情况下，每个健康的妈妈都具备自己喂养宝宝的身体条件，但遗憾的是，身边不少妈妈由于这样那样的原因而放弃。在导致母乳喂养失败的因素中，心理因素占了很大的比重，而乳汁的分泌和心理状态关系很大。积极稳定的情绪、坚持母乳喂养的信念和克服困难的信心，再加上相应的技巧，完全能提高奶水的数量和质量，从而让母乳喂养成为可能。

心理因素会影响乳汁分泌的质和量

乳汁分泌不但受妈妈身体健康条件的限制，而且与新妈妈的营养、情绪、休息状况等都息息相关。其中，心理因素是最不能忽略的。

心理因素会促进或抑制催乳素的释放，而催乳素是调控乳汁分泌的重要物质。如果妈妈压力过大、心情急躁、过度焦虑和抑郁，使机体处于应急状态，就可能改变催乳素的分泌量。这样就直接影响乳汁的产生和排出，还影响乳汁的质量。

我国传统中医早就认识到这一点，唐代著名医学家孙思邈在其所著的《备急千金要方》中就指出："凡乳母者，其血气为乳汁也。五情善恶，悉血气所生，其乳儿者，皆须性情和善。"孙思邈还指出，如果妈妈在生气时或刚生完气就哺乳，宝宝吃了奶后容易受到惊吓，易患"气疝""癫狂"等病症。

设定母乳喂养目标

因个人情况不同，有的新妈妈很容易就实现了母乳喂养，有的却会碰到各种各样的困难。如果开始就把母乳喂养当作目标的话，在遇到困难的时候就能坚持，也不会轻易放弃，因为确定的目标会形成动力，帮助我们获得想要的结果。母乳不但营养全面，而且各种营养成分的比例均衡，也最符合宝宝的成长需求。爱孩子就要给孩子最好的，母乳是我们送给宝宝最好的礼物。

据调查，在母乳喂养失败的原因中，有不少新妈妈是因为自己或外界的因素对母乳喂养没有信心，担心自己的乳汁不够宝宝吃，而放弃母乳喂养，这真是非常可惜的事。

母乳喂养对宝宝和妈妈好处多

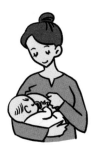

- 母乳中牛磺酸和氨基酸的含量是牛奶的 10 ~ 30 倍，这两种成分对宝宝大脑发育有益智作用，能让宝宝更加聪明
- 母乳中含有多种免疫因子，能大大增强宝宝的免疫力
- 母乳极易被婴儿消化和吸收
- 母乳喂养不但卫生、安全还方便、经济

- 帮助子宫恢复
- 消耗额外的热量，加速身体新陈代谢，有利于妈妈身材恢复
- 保护妈妈远离乳腺癌、卵巢癌、尿路感染和骨质疏松的侵扰
- 增进母子感情，最利于母子亲情的建立

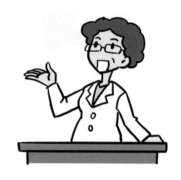

Q 母乳喂养需要妈妈坚定信心

A：我有一个亲戚，自身条件不错，但因为意志不坚定，差点儿没能实现全母乳喂养。

要说，她真是幸运，在怀孕七八个月的时候，乳房就不时渗出黄色的初乳。生完孩子的当晚，孩子就顺利地吮吸到了初乳；生产第三天，初乳自然转为成熟乳；第四天，单边就能挤出 50 ml 母乳！关键是宝宝也非常配合，刚出生就会吮吸，而且力道很大，所以妈妈都没有奶涨、奶结的情况。就这样好的条件，她却差一点儿放弃全母乳喂养。为什么？因为月嫂告诉她，她的母乳少，让孩子饿着了！

她的孩子晚上睡觉前总要吃上一大顿，有时候换边喂两三次，他还是不依不饶。这个时候月嫂就会在妈妈耳边说，奶水太少了，宝宝都被饿着了！听多了，妈妈自己心里也打鼓，于是寻思着给宝宝添奶粉。她就问我该怎么办。我了解了一下孩子平时的尿量和睡眠情况，觉得孩子的表现还是挺好的，就建议她坚持全母乳喂养。后来满月做儿保体检时，宝宝长到了 9 斤多，足足长了 3 斤多。

Q 条件有限，也能实现母乳喂养

A：妈妈真是非常伟大，即使自身条件有限，还是会排除万难，实现母乳喂养。

我认识一个产妇就是这样，她自身条件不好，乳头内陷而且还小。幸好，她骨盆条件不错，孩子也不大，是顺产。生完半小时，我们护士就把孩子抱过去吸奶。刚开始，孩子努力尝试，但一直叼不住奶头，孩子渐渐就失去耐心，不愿再吸了。妈妈没办法，只能用吸奶器把初乳吸出来，用勺子喂给孩子。

孩子不肯吸，吸奶器又用不熟练，三天后，妈妈涨奶了，乳房还有了硬块。我建议她赶紧请个通乳师来疏通，否则，要是得了乳腺炎，大人和孩子就要受大罪了；另外，还建议她买个乳头保护罩。查房的时候那个妈妈正在通乳。有过经验的妈妈会知道，通乳有多么疼。那个妈妈疼得眼泪啪啪往下掉，但是没有叫一声。

在乳头保护罩的帮助下，孩子终于叼住了妈妈的乳头。出院的时候，她已经实现了全母乳喂养。

孕期乳房护理

 很多妈妈都放弃了母乳喂养，她们都说不能忍受被宝宝吮吸的疼痛。乳头一次次地结痂、脱落、再结痂……这确实是一个备受煎熬的过程。其实，准妈妈在孕早期就应该注意对乳房进行护理了，以增加乳头的韧性，为以后的母乳喂养打好基础。

做好孕期乳房护理，哺乳更容易

【护理一】选对文胸，促进乳腺发育

孕期乳房变化大，选择合适的文胸十分重要。

为何挑选文胸。每天戴合适的文胸，给乳房提供良好的支撑，有助于乳房发育，这既是哺乳的需要，也是产后乳房恢复的需要。不过佩戴时要注意松紧度：戴得太紧会压迫乳房，影响乳腺的正常发育；戴得太松则起不到作用，为乳房下垂埋下隐患。

如何挑选文胸。准妈妈可以在孕期多准备几副文胸，更换得比孕前要频繁些，因为孕期的乳房非常敏感脆弱，做好清洁非常重要。孕后期可以买哺乳文胸，分娩后还能继续用，经济实惠。

怀孕后乳房变化

- 乳房逐渐膨胀，甚至有些疼痛。
- 乳房皮肤下的血管变得明显、突出。
- 乳头渐渐变大、变硬。
- 乳晕颜色由于色素沉淀的增多而日益加深。
- 进入孕中、晚期，偶尔挤压乳头还会有乳汁分泌。

以上都是乳房在为分娩做准备

【护理二】养护乳房皮肤

每天洗浴后可放上一段舒缓的音乐，选一个舒服的姿势，将乳房擦净，涂一些食用橄榄油，然后，用手轻柔地按摩乳房。

从怀孕中期开始 悉心呵护乳头

◆ 每天用温水擦洗乳房一次，每次擦 30~40 下，使皮肤逐渐变得结实有韧性，以便日后经得起宝宝吮吸。

◆ 如果乳头上有淡黄色的痂状物，可将橄榄油涂在乳头上，使乳头表面的积垢和痂皮变软，再用肥皂和热水洗净。

※ 准妈妈不要留长指甲,以防做乳头按摩时损伤皮肤,引起不必要的感染。

※ 各项持续 1~3 分钟,最后用五个手指轻轻抓揉乳房 10~20 下。

1

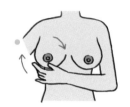

按摩前,孕妇用手指从乳房内侧向外顺时针轻轻按摩

2

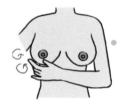

用指腹在乳房周围以画圈方式轻轻按摩

3

轻轻按住乳房,并从四周向乳头方向轻轻按摩

4

用拇指和食指压住乳晕边缘,再轻轻挤压

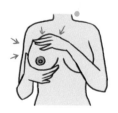

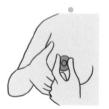

【护理三】积极矫正凹陷或扁平的乳头

如果怀孕妈咪乳头有扁平或内陷问题，孩子会含不住，也就没法吸出乳汁来，会大大影响宝宝顺利吮乳。因此，凹陷或扁平的乳头必须在孕期内及早进行矫正。

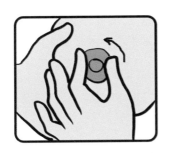

用手轻捏乳头
....

如果乳头凹陷或扁平，在擦洗时用手轻柔地将乳头捏住，然后轻轻将乳头向外牵拉，同时捻转乳头。

牵引，并用酒精擦拭
....

用 70% 的酒精擦拭乳头，每天牵引并擦拭乳头 2~3 次，每次 20~30 分钟；等乳头皮肤有韧性后，乳头就不容易内陷了。

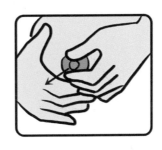

小贴士　　　　　　　　explainations

① 做乳头牵引时手法和动作一定要轻柔，时间也要短。

② 如果刺激乳头导致子宫收缩，就应立即停止。

③ 有早产、习惯性流产的准妈妈，不能采用这些方法矫正乳头，可以在妊娠前或分娩后进行处理。

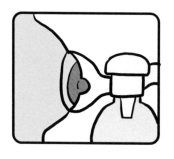

用吸奶器吸出乳头

利用吸奶器的负压作用牵引内陷的乳头。最好用手动的吸奶器，可按自己的承受能力掌握力度。经过几分钟，将内陷的乳头吸出后，可以把吸奶器取下，牵拉、捻转乳头。如此一段时间后，乳头逐渐会凸出来。

疏通乳腺

用热毛巾热敷乳房

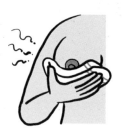

准妈妈要经常用温热的小毛巾敷乳房，然后隔着毛巾握住乳房，如图进行按摩，即可促进乳腺发育。

用手挤压乳晕周围

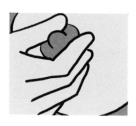

从怀孕 32 周起，准妈妈要用手指挤压乳晕周围，使乳腺导管里的初乳流出。

【护理四】孕晚期要刺激乳腺导管，保证乳腺通畅

进入孕晚期，乳汁的制造和输送系统继续扩展和发育，乳房也已经完全有能力制造乳汁。如果孩子这时提早出生，妈妈的乳房也可以提供乳汁供给。所以，保证孕晚期乳腺通畅，对母乳喂养至关重要。

热敷和挤压乳晕有利于乳腺导管开通，避免产后发生乳汁淤滞，同时对乳汁排出不畅、乳头裂伤及乳汁分泌不足也有良好的预防作用。

如何清洗乳头。

清洗乳头时，注意将堵塞在乳头开口的硬颗粒轻轻清洗掉；清洗后，在乳头和乳晕上涂一层油脂，同时进行乳房按摩。这样可促使乳房皮肤逐渐坚韧，既可防止产后乳腺管开口堵塞，又可预防乳头发生皲裂。

文胸这样洗，才能保护乳腺。

①准妈妈不要贴身穿化纤类或羊毛类文胸。

②最好单独用手清洗文胸，以免纤小细毛从乳头的开口进入乳腺导管，久而久之造成堵塞。

哺乳用品购买与选择

母乳是婴儿最理想的食物，在哺乳时妈妈可以选择一些哺乳用品，让它们成为你哺乳时的好帮手。

吸奶器

吸奶器是用于吸出积聚在乳腺里母乳的工具。有些妈妈全职带宝宝，觉得吸奶器不重要。其实，这是一个误区。吸奶器是很有必要的，因为及时地吸出宝宝没吃完的乳汁，对保养乳房、预防乳腺炎很关键。

如何选择吸奶器？主要取决于你打算使用的频率。

如果你是全职工作的妈妈，每天都需要把乳汁吸出来保存，喂给宝宝，就可以考虑购买全自动的吸奶器。

全自动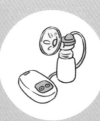

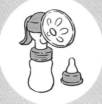 **手动**

如果只是需要偶尔吸出一些乳汁，以便在外出的时候让其他人帮着喂宝宝，那么你只需要买一个便宜的手动吸奶器就可以了。

哺乳文胸

哺乳期间乳房会变大，又因宝宝的吮吸，很容易下垂。所以，处于哺乳期的妈妈必须选购一款良好的文胸。

挑选文胸时要关注以下几个细节。

全开口式

◇ 选择纯棉质地的浅色文胸。

◇ 选择方便放置防溢乳垫的文胸，以及

比乳房的正常罩杯稍大一点儿的文胸。

◇ 根据哺乳情况，选择有、无衬托的文胸。

◇ 最好选择宽肩带、号型稍大的文胸。

◇ 母乳妈妈可根据自己喜好和乳房大小，

选择适合自己和宝宝的哺乳文胸。

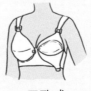

开孔式

关于有无胸托

哺乳的前几个月，宝宝比较小，需要哺乳的次数比较多，妈妈可选择无衬托的文胸。哺乳后期，宝宝随着月龄增加，吃奶变得有规律，次数也相对减少，妈妈可在哺乳时，兼顾胸形重塑，选择有衬托的文胸。

关于肩带宽窄

选择宽肩带的文胸，这样母乳妈妈才不会因丰满的乳房感到肩部酸痛。在号型的选择上，可以选择稍大些的文胸，以免腋下及后背部形成扎肉型的凹沟。

怎样辨别布料是不是纯棉质地?

一、摸：纯棉质地的文胸面料摸起来手感厚实，挺实有筋骨。

二、拉：用两手将面料拉平，并施加一定拉力，对着光源，看是否有刺眼亮光闪现，如果有亮光，则证明有化纤成分，不是纯棉面料。

防溢乳垫

防溢乳垫是母乳妈妈哺乳期间防止文胸被弄湿必不可少的用品，一般由含有超强吸收能力的高分子材质制成，可吸收多余的乳汁，能保持文胸干爽。

目前市面上防溢乳垫的质量参差不齐。选购时可以考虑以下几点。

● 锁水槽越多，吸水性越强。如果母乳妈妈的奶水很充足，可以选择有更多锁水槽的乳垫，不易向外渗漏。

● 有2条以上的防滑胶带，这样更容易粘贴在内衣上，且不易脱落。

● 柔软舒适。质量好的防溢乳垫会使乳房部位保持干燥，且不刺激乳房，感觉舒适，没有异物感。

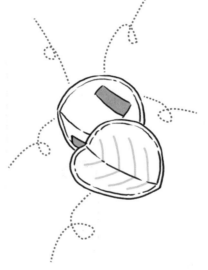

● 信赖大品牌。大的孕婴品牌做出的产品一般都经过很多相关部门的卫生、质量认证，相对安全。

● 最好选择一次性的防溢乳垫。溢出的乳汁长时间留存在防溢乳垫上，会滋生很多细菌，即使清洗过，有些细菌也是杀不死的。为了宝宝的健康，这些用品还是选择一次性的，并及时更换比较好。

奶 瓶

即使是纯母乳喂养，奶瓶也是必备的。

一方面，在妈妈外出时，方便他人帮忙喂奶。

宝宝吃不完的奶水可以用吸奶器吸出来冷冻，在妈妈外出的时候，就可以将在保质期内（一般为三个月）的母乳拿出来解冻，用温水隔水加热后，倒入奶瓶喂给宝宝，这样就能保证宝宝在妈妈外出时也能吃到母乳。

另一方面，防止宝宝吃奶被呛。

开奶后，如果准妈妈奶水很足，宝宝吮吸时，很容易被呛到，这时也可以先用吸奶器把乳汁吸出来，用奶瓶喂给宝宝。

选购奶瓶注意事项

1
新生儿要用玻璃奶瓶。

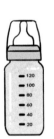

2
刚开始奶瓶不用准备太多，120ml左右的奶瓶准备两个即可。

3
随着宝宝不断成长，随时购买大小合适的奶瓶。

其他哺乳用品

在母乳喂养过程中，所需的哺乳用品也较为多样，妈妈可以根据自己的需要，酌情购买。需要注意的是，在哺乳的过程中，不是哺乳用品越多越好，最重要的是保证妈妈顺利哺乳、宝宝吃到母乳。

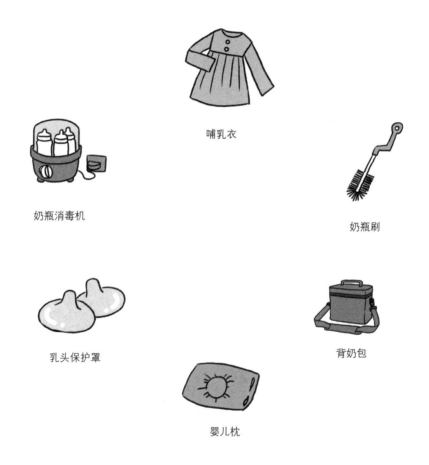

哺乳衣

奶瓶消毒机

奶瓶刷

乳头保护罩

背奶包

婴儿枕

爸爸在母乳喂养中的角色

对于母乳喂养，90%以上的人会认为这只与妈妈有关，爸爸仿佛成了旁观者。他们觉得这件事与自己没什么关系，心安理得地将宝宝喂养的重任完全交给妈妈。有的爸爸，虽然很想为母乳喂养使点儿劲，却不知道如何下手。保证宝宝健康成长的母乳喂养，当然少不了爸爸的参与。

理解和支持新妈妈

据研究，经历过分娩的女性或多或少会有些产后抑郁的症状。

产后抑郁症影响母乳喂养

产后大多数女性面临身材恢复、喂养宝宝、重回职场等问题

▼

导致过度紧张、焦虑、急躁、惊恐等不良精神状态

▼

使肾上腺素分泌增加，肾上腺素抑制催乳素的分泌，从而影响母乳喂养

这时候爸爸的理解和支持就显得非常重要。

◇ 多跟妈妈交流，倾听她的诉说，用言语安慰她。

◇ 跟她一起关注产后恢复的书籍和光盘，共同度过哺乳期。

◇ 鼓励妈妈练习产后瑜伽，增强自信。

妈妈的好心情会促进催乳素的分泌，从而提高乳汁的质与量。研究表明，爸爸给予的理解越多，妈妈母乳喂养的时间就越长，而且对自己哺育宝宝的能力也越有信心。

分担家务

母乳喂养并不是一件轻松的事情，需要耗费妈妈很多时间和精力。因而，将妈妈从繁重的家务中解放出来，是保证母乳喂养顺利进行的必要条件。这就需要爸爸挑起家务劳动的重担，不要让家庭琐事占用妈妈的精力，影响妈妈的心情。

爸爸这样做，妈妈很安心

♥ 为妻子安排健康可口的饮食

♥ 在妻子喂奶时，给她垫上个枕头；在妻子喂奶后，递上一杯温水

♥ 检查宝宝的尿布，跟他说说话，在宝宝喝完奶后，为宝宝拍嗝

♥ 给妻子腾出时间休息，让她可以活动一下，吃点水果

用奶瓶给宝宝喂奶

有些妈妈奶水比较足，宝宝吃不完，便用吸奶器吸出来，放进专门的储奶袋里，冷冻起来。如果妈妈有事外出，爸爸可以把热好的母乳装在奶瓶里喂宝宝，代替妈妈"哺乳"。

爸爸的奶瓶喂养

 ● 逐渐地接受爸爸奶瓶喂养式的食物供给

 ● 和宝宝建立一种近似于母乳喂养的亲密接触

 ● 从小建立爸爸在宝宝生命中不可或缺的意识

 ● 让宝宝感到爸爸浓浓的爱意，有安全感和舒适感

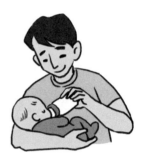

注意事项 attentions

① 母乳要用专业的设备（比如储奶袋）储存，并及时冷冻。

② 喂奶的时候要先将母乳从冷柜里拿出来自然解冻；解冻后，放到 50℃左右的温水中隔袋加热。

③ 待母乳的温度到约 40℃时再给宝宝喝。

④ 冷冻三个月以上的母乳不要给宝宝吃。

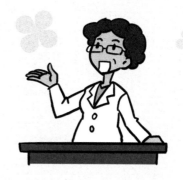

专家 诊室

Q 要让爸爸参与到孩子的喂养当中

A： "男人挣钱养家，女人养育孩子"，这是很多家庭的常态。但是，我觉得，男人应该更多参与到家庭建设当中，而不是每月给点家用就算完成任务了。孩子出生就是一个重要的改变契机。妈妈要引导爸爸积极参与孩子的喂养过程，让他们体会其中的艰辛与幸福。

有的妈妈很贤惠，觉得丈夫上班辛苦，月子里跟丈夫分房睡，自己一个人带孩子。结果，搞得自己劳累不堪，还使得精神抑郁。妻子这样做，丈夫也未必会感激，因为被剥夺了父子情感共建的机会。

有的婆婆特别心疼儿子，觉得儿子上班已经够辛苦了，晚上应该好好休息。媳妇在家休产假，就应该带孩子。这些婆婆的口头禅是："你这样算什么，我当年……"有个婆婆对媳妇月子生活的安排比较有趣：产妇带着新生儿住小房间，自己和儿子住大卧室……

新生儿的出生自然会带来很多改变，使全家人都手忙脚乱，但只有经历过这些，才能体会到生命的喜悦，对这个孩子产生深深的爱意。隔绝新爸爸和新生儿的接触，损害的将是以后的父子（父女）关系和家庭的和谐。

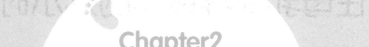

Chapter2

改变喂养的技巧
和观念

抓住母乳喂养最初的几小时

 几乎所有的母婴宣传品上都提倡宝宝出生后，要第一时间接触母乳。那么，在产后最初的几小时，应该怎么开始母乳喂养呢？

早接触、早吮吸、早开奶

"三早"是宝宝出生后必须立即进行的三件事。

宝宝一出生，就该马上被抱到妈妈身边，和妈妈进行亲密接触。这种接触会刺激妈妈的脑垂体分泌催产素和催乳素，促使妈妈的子宫不断收缩，从而刺激乳房泌乳。所以产后最初几个小时，最重要就是要做到"三早"——早接触、早吮吸、早开奶，把最宝贵的"奶黄金"送给宝宝。

剖腹产妈妈可能无法在术后立即喂养宝宝。这也没有关系，只要妈妈有这种意识，尽早进行就好。早期的接触和吮吸能够最大限度地刺激妈妈的乳房，从而早开奶，加紧产奶。

"三早"之间相辅相成，不但有助于新妈妈顺利地排出第一滴奶，也为日后顺利进行母乳喂养打下坚实的基础。

乳汁的产生包括泌乳和排乳两个过程

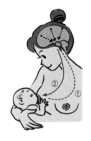

① 脑下垂体分泌催乳素，促使腺泡分泌乳汁。

② 婴儿吮吸乳头，刺激脑下垂体分泌催产素，形成排乳反射。

如果产后不让宝宝立即吮吸，乳头得不到有效刺激，泌乳和排乳两个反射过程就不能建立。乳汁不能排出，继续泌乳就将受到抑制，乳汁的产生也将不能持续进行。因此，宝宝及时吮吸乳头是促使乳汁分泌的关键，吮吸刺激越多，乳汁分泌也就越多。

小知识

一般在宝宝吮吸的5~10分钟内，哺乳妈妈血中催乳素的量会增高10倍以上。

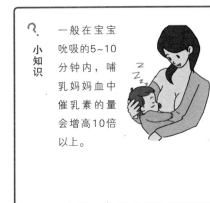

母婴同室

母乳喂养是妈妈和宝宝两个人一起进行的事业。最理想的情况是让妈妈和宝宝同室相处，可以想什么时候喂奶就什么时候喂。

母乳喂养的基本原则之一就是按需喂养。只要宝宝饿了，妈妈马上就能给宝宝喂奶，并保证宝宝吃的只是母乳，没有别的添加食物。

初 乳

产后 2~3 天内乳房分泌的黄色或金黄色乳汁就是初乳。之后，乳汁分泌量增加，初乳就会变成奶白色的正常乳汁。

初乳虽然只有少量，但它浓稠，并且富含免疫抗体，是一种"超级乳汁"，足以满足婴儿出生初期的免疫需要。让宝宝尽早吮吸初乳是产后几小时甚至几天内最最重要的事情。

初乳的优点

* 益智的牛磺酸和氨基酸的含量是牛奶的10~30倍

* 热量高，易消化

* 含有多种抗体

* 抗菌，维持肠道菌群正常化的溶菌酶含量最高

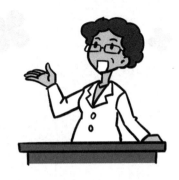

专家 诊室

早吮吸早开奶

不要被老辈人影响

我们鼓励所有的妈妈用母乳喂养。"看你奶还可以，坚持喂吧。"这样鼓励的话被一拨拨来查房的医生、护士重复着。这确实能让产妇们安心不少。有些产妇刚生完还没有下奶，也会在我们的鼓励下让宝宝吮吸乳房。这样，一旦妈妈下奶，就不会浪费掉珍贵的初乳。

有一个产妇，她的妈妈和姨妈生孩子的时候都没有奶水，所以她在生孩子以前都准备好了奶粉、奶瓶什么的，已经打算人工喂养了，听了我们的话后，也重新燃起母乳喂养的希望。她是顺产，生完半小时，我们就把宝宝抱给她，让宝宝吮吸母亲乳房。她的宝宝也很争气，吸着妈妈的乳房，就是不放开，像吸盘一样紧紧含着乳头，终于在第一天就吸出奶来。一直到出院，她的宝宝一口奶粉都没喝。

不惧怕条件不足

　　有的妈妈，因为产伤怕疼，或者自身条件不足，没有及时让孩子吮吸，而让孩子喝奶粉，结果造成孩子乳头混淆。这样要纠正起来就麻烦了。

　　有一个妈妈因为先天条件不好，乳头几乎是和乳晕平齐的，只有刺激的时候才会凸出来一点儿。所以，一开始宝宝根本吃不着。但也不能让宝宝一直饿着，没办法只好用上奶瓶了，把奶挤到奶瓶里让宝宝吸。但由于乳窦得不到足够的刺激，奶量一直多不起来，无法实现全母乳喂养。后来在我的提醒下，这位妈妈才知道原因所在，为了纠正宝宝的乳头混淆，又下了一番苦功夫。

初次喂奶

"宇宙的精华，万物的灵长"，这是莎士比亚赞美人类的语词。

宝宝出生30分钟后，就已经有了强烈的吮吸反射，会闻着妈妈的体味寻找乳头。这时妈妈把乳头放在宝宝嘴巴附近，并用乳头逗他的小嘴，宝宝就会本能地噙住乳头吮吸。

初次喂奶，妈妈们的注意方面

找个彼此舒服的姿势

一定要注意抱宝宝的姿势。抱宝宝的姿势要正确，不然宝宝被抱得不舒服，也不利于宝宝吮吸。妈妈也要找个自己觉得舒服的喂奶姿势，剖腹产的妈妈可以选择侧卧位喂奶。

让宝宝正确含住乳房

让妈妈的乳头和大部分乳晕充满宝宝的整个嘴巴。宝宝的下唇会向后翻卷，小嘴周围的肌肉会有节律地收缩。

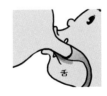

观察宝宝。如果宝宝吮吸时脸蛋没有鼓起来，而是凹陷下去的，则表明他没有正确地进行含乳，妈妈要及时进行纠正。

喂奶时，不要用手指压乳房。一些妈妈担心宝宝吃奶时会被乳房堵住鼻子，无法呼吸，就用手向后压乳房组织。这样做会影响到乳腺管内乳汁的流动，反而阻碍了宝宝吮吸乳汁。其实只要让宝宝正确地含住乳头，妈妈担心的上述现象是不会出现的。

哺乳技巧。妈妈可以洗干净手后，在宝宝的嘴角处，逗宝宝张嘴，以便宝宝变换含乳姿势。

喂完奶要拍嗝

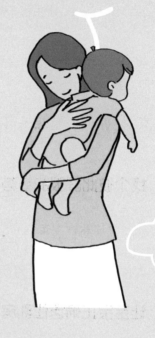

新生宝宝还没有吞咽能力，所以每次喂完奶后，妈妈都要竖起宝宝或让宝宝趴在腿上，在宝宝背上轻拍，让宝宝打出嗝，确认宝宝已经把乳汁咽下去。

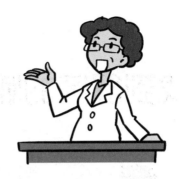

喂奶最好用"C"字形

以前，我们会告诉妈妈，喂奶的时候可以用"剪刀手"或者"C"字形来扶乳房；而现在，我们更推荐妈妈用"C"字形。

"剪刀手"就是用食指和中指夹着乳头喂孩子。我们都知道，乳晕处正是所有乳腺管的出口集中地。如果食指和中指长期夹在乳晕附近，容易导致某些乳腺管的堵塞。

"C"字形是用一手的拇指轻轻下压乳晕部分，以防乳房堵住孩子鼻子，其他的四只手指并拢，与拇指呈"C"字形，从下面托起乳房。在孩子嘴张大时，迅速地将乳头和乳晕送入孩子口中。

大多数妈妈的乳房并不是标准的馒头状，很多人会稍稍下垂。"C"字形能很好地撑托起乳房，让孩子更容易含住。而且，喂奶时，四指还可以轻轻来回按摩乳房，可以起到对腋下几条乳腺管疏通的作用，可谓一举两得。

找到舒服的哺乳姿势

开始喂奶时，大多数妈妈喂奶都比较笨拙，容易感到疲劳。其实，喂奶的姿势没有标准，只要宝宝能顺利喝到奶，在哺乳过程中妈妈和宝宝没有感觉不舒服，就是正确的姿势。

哺乳姿势

① ｜摇｜篮｜式｜

摇篮式是最普遍的哺乳姿势。

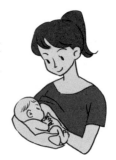

妈妈取坐姿，用手臂的肘关节内侧支撑住宝宝的头部，使宝宝的腹部紧贴着妈妈的身体。妈妈可以用另一只手托住宝宝吮吸的乳房，将乳头递进宝宝的口中。

动作熟练后，一只手还可以腾出来抚摸宝宝。为了舒适，可在妈妈的胳膊下垫一个小枕头。

适用人群：广大新手妈妈

※ 这种姿势无论在家里，还是公共场所，喂奶都非常方便，是很多新手妈妈都感到比较舒服的方式。

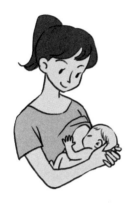

❷ 交叉摇篮式

交叉摇篮式与摇篮式有许多相似之处。

其区别就是妈妈将宝宝放在肘关节内侧，并用双手扶住宝宝的头。

适用人群：早产儿

※ 这种姿势适合早产儿或者吮吸能力弱、含乳头困难的宝宝。并且同摇篮式哺乳姿势一样，这个姿势能让妈妈清楚地看到宝宝吃奶的情况。

❸ 侧卧式

侧卧式喂奶越来越受年轻妈妈的欢迎。

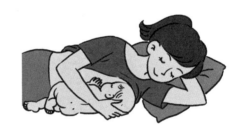

妈妈和宝宝面对面躺着，身贴身。如果妈妈在宝宝的左边，那么妈妈就用自己的左边胳膊支撑起自己的身体面向宝宝，另一只手扶着宝宝，帮助宝宝吃奶，反之亦然。

适用人群：胸部丰满的妈妈

※ 这种姿势适用于胸部比较丰满的妈妈，而且喂奶的时候能让宝宝和妈妈都得到休息。宝宝不会被打扰，妈妈也可以边躺着休息边喂奶。

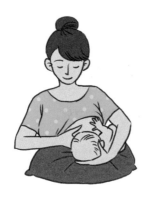

④ |足|球|式|

这种哺乳姿势的要点是，让宝宝躺在妈妈身体的一侧，妈妈用前臂护住宝宝的背部，让宝宝的颈部和头部枕在妈妈的手臂上。

适用人群：部分乳头内陷的妈妈

※ 这种姿势对伤口的影响小，特别适合剖腹产妈妈。这种方式最容易观察宝宝是否正确含乳、有效吸乳，也很适合乳头内陷、扁平的妈妈。

⑤ |鞍|马|式|

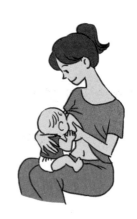

顾名思义，鞍马式哺乳是让宝宝骑在妈妈的大腿上，面朝妈妈，就像坐在鞍马上。妈妈可以用任意一只手扶住宝宝，用另一只手托住自己的乳房。

适用人群：较大宝宝

※ 鞍马式比较适合哺乳较大一点儿的宝宝。对于小宝宝来说，这个姿势相对难度大一些。

可怜天下父母心。几乎所有的新妈妈都会费尽心思地琢磨一件事：宝宝吃饱了没有。听到宝宝呜呜哇哇的"婴语"，妈妈的第一反应就是"宝宝饿了"。其实不然，宝宝是否吃得饱，每次应该吃多少，都是有一些参考标准的。通过宝宝的反应以及妈妈们喂母乳时的经验，可以判断出宝宝是否已经吃饱。

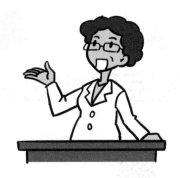

建议妈妈最好坐喂

我建议所有的妈妈都坐起来喂孩子：一是，安全，孩子不容易被憋着；二是，也有利于妈妈的乳腺管疏通。

躺喂容易产生两个问题。

让宝宝窒息。躺喂需要让孩子侧身固定，而且，如果晚上妈妈太过疲惫没有握好乳房，很容易堵住孩子的鼻子，造成窒息。

不利于排乳。我们的腋下有几条大的乳腺管，躺喂会压着这几条乳腺管，时间一长容易造成诸塞。

当然，我也能理解剖腹产的妈妈，开始几天确实挺疼的，还有一些妈妈有产伤，确实不容易。那么，我们可以折中一下，开始几天躺喂，一旦身体稍有恢复，我们就可以坐起来喂了。当妈妈需要很大的奉献精神，所以，人们才说母爱是最伟大的。

坐喂的时候，要稍稍含着点胸，让孩子的舌头能顺利吸住整个乳晕。有的妈妈担心乳房堵住孩子的鼻子，都不敢把乳晕往孩子嘴里送，结果孩子就只叼着奶头"啪啪"地吸。妈妈还高兴地说："看，我家孩子吃得多响。"其实，孩子根本啥都没吃到。如此时间一长，只会吸破妈妈的乳头。

医院的床头是可以摇起来的。有的妈妈图方便，就把床摇起来代替坐喂，结果喂着喂着人就滑下去了。其实，只要在身后用枕头固定身体，就能好好地坐着喂孩子了。

宝宝想要吃奶的信号

  "按需哺乳"是近几十年来西方国家主流医学界一致推崇的喂奶方式。顾名思义，按需哺乳就是只要婴儿想吃，就可以随时哺乳。如果母亲感到有奶阵，而宝宝也肯吃，就可以喂，而不拘泥于是否到了"预定的时间"。

宝宝想要吃奶的信号

❶ 哭闹

哭闹不一定代表宝宝饿了，但是，饿是他哭闹的大部分原因。

❷ 找乳头

  宝宝想要吃奶时，会用小嘴寻找乳头，当把乳头送到他的嘴边时，他会急不可待地吮吸乳头。

❸ 吃得认真

  一般宝宝饿时会吃得非常认真，吮吸得很有力量，很难被周围的动静打扰。

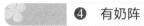

④ 有奶阵

母子连心，有奶阵的时候一般是宝宝饿了的时候。

宝宝吃饱的信号

❶ 不用劲吃

宝宝开始吃得漫不经心，吮吸力度变弱。

❷ 边吃边玩

感到他用小舌头把乳头顶出来，放进去，还会再顶出来。如果试图把乳头贴近他，他会把头转过去，不理睬，甚至会以哭来抗议妈妈的强迫。

❸ 不用心吃

有一点儿动静就停止吮吸，甚至放开乳头，转头寻找声源。

❹ 乳房变软

妈妈的乳房从硬挺变得柔软，奶水大部分被宝宝吸走。

母乳够不够的判断

宝宝刚出生，新手妈妈就忙着给宝宝喂奶了。担心宝宝吃不饱，有些妈妈甚至还要把宝宝叫醒，让他吸母乳。妈妈们总怀疑自己的奶水不足，没喂饱宝宝。因此，怎样通过观察判断宝宝是否吃饱了，是新妈妈需要尽快掌握的。

判断母乳是否够吃

通过妈妈乳房的情况来判断

①　如果妈妈的奶水充足，哺乳期会有涨奶感，乳房会比较饱满、充盈。

②　宝宝吃奶的时候会一口接一口地发出"咕咚咕咚"有节奏的吞咽声。

③　吃完后，乳房会软下来，但如果用手挤，依然会有乳白色的乳汁。

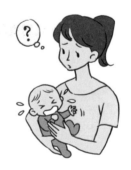

通过宝宝吃奶后的表现来判断

妈妈奶水充足，宝宝吃奶后表现

① 宝宝吃20分钟左右奶后，表现得很高兴，感到满足。

② 吃完奶反应灵敏且不轻易哭闹。

③ 吃完后可以保持安静或睡眠3个小时左右。

妈妈奶水不充足，宝宝吃奶后表现

① 宝宝吃了半个小时到1个小时还要继续吃。

② 吃完反应不灵敏，看上去很委屈。

③ 一吃奶就睡着，睡不久就醒。

根据宝宝的体重增长和排泄量来判断

体重。一般来说，6个月以内的宝宝平均每月体重可以增加500~600克，7~12个月的宝宝平均每个月增加体重300克。

如果宝宝的体重增长过慢，则说明母乳有可能不够。

宝宝排泄量。如果宝宝一天只有少于1次的排便和6次以下的排尿，且排泄量不是很大，则说明宝宝有可能吃不饱。

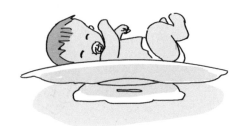

按需喂养，搞定喂奶频率

 "看孩子，别看钟。"(Watch the baby, not the clock.)这是国际母乳会的一句著名格言。它的意思是说，母乳喂养要按需喂养，而不是按时喂养。

母乳喂养的正常哺乳次数

因为妈妈的泌乳量是根据供需原理分泌的，所以提高早期喂奶频率，还可帮助妈妈提高产奶量。

一般来说，母婴之间可以直接建立起喂哺规律。

正常哺乳次数。哺乳次数大多在8~12次，平均每两三个小时吃一次奶。

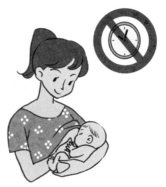

当然了，有时宝宝吃奶的次数会超过这个范围，但是这并不代表宝宝是不正常的。

母乳喂养分两个阶段

一周内的宝宝

宝宝在出生的一周以内，尚未建立起自己的吸奶频率。

如果睡眠时间超过3个小时，不论宝宝有没有需要，妈妈都要给他喂奶。

有的宝宝吃奶间隔可能会超过3小时，只要宝宝的体重增长和排泄量正常，也没有关系。

一个半月左右的宝宝

宝宝总是没到2个小时就饿，最大的可能是进入了冲刺成长阶段。

这个阶段往往发生在宝宝1.5个月大的时候。在这个阶段，宝宝吃奶的次数明显增加。因为这一阶段的宝宝需要更多的能量和营养，而母乳是这些能量和营养的唯一来源。这时，妈妈们一定要做到按需哺乳。

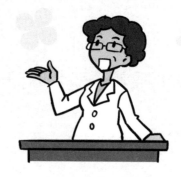

专家 诊室

Q 我家宝宝特别能睡，有时候都错过了吃奶的时间。我是应该让他继续睡觉，还是应该叫醒他吃奶？

A： 我们成年人，有的觉长，有的觉短，差异很大，孩子也是这样。新生儿每天要睡 20 个小时。有的新生儿一饿就会醒，但有的就是睡不醒。现在我们都提倡按需喂养，就是孩子饿了就吃。

如果碰上老睡不醒的孩子怎么办？有的妈妈可能还很欣喜："刚好孩子多睡会儿，我也可以干自己的事情。"但我要提醒这样的妈妈，不能不管不顾地让孩子一直睡。孩子长久不吃奶，很可能造成低血糖，尤其是妈妈孕期患有妊娠糖尿病的。因为孕期时妈妈身体里的血糖含量高，孩子在子宫内的环境也是高血糖的。出生后，宝宝本来就容易出现低血糖，如果摄入奶量再不够，就更危险了。尤其 7 天内的新生儿，间隔最长 3 个小时就得喂，不能由着孩子长时间不进食。如此保持 7 天的时间，让孩子有一个适应期。过了这个阶段，孩子形成了自己的生长节奏，我们就可以根据孩子自己的节奏，根据孩子需求来喂奶。

有的孩子确实挺能睡的，一晚上能睡四五个小时的整觉。有这样的孩子，也是妈妈的福气，妈妈可以抓紧时间好好休息。如果孩子到了该吃奶的时间还在睡的话，你可以先等一等，但也不宜过久，不吃奶光睡觉的孩子也不爱长大。一般来说，如果距离上次吃奶时间已经超过 4 个小时，那么，我们就要喊醒宝宝，喂他奶了。

Q 喂奶前乳头用什么清洁消毒啊？好像有专门消毒乳头的纸巾，我看我同学以前用过。想买但又担心里面的化学成分不安全。但只用洗脸毛巾擦一擦是不是不够干净啊？

A：其实，母乳喂养并不是无菌喂养。乳汁本身就含有妈妈肠道里的细菌，如双歧杆菌、乳酸菌，这些细菌的生存不需要氧气，我们称之为厌氧菌。妈妈的乳头以及周围皮肤也存在一些细菌，它们必须在有氧环境下生存，我们称之为需氧菌。吃奶的时候，这两种细菌以及空气一起被宝宝吸进肠道，进入肠道后，一方面，需氧菌在空气中大量繁殖，并消耗空气，直至耗尽空气，最终死亡；另一方面，空气越少，厌氧菌繁殖得越快，最终使宝宝的肠胃形成一个很好的厌氧环境。可见，妈妈乳头及周围皮肤的需氧菌对宝宝保持肠胃健康是有益的。所以，根本不需要消毒湿纸巾来过度清洁乳头，最多用湿布轻擦就可以了，可以用柔软的毛巾，也可以用宝宝用的纱布。

配方奶喂养 ≠ 母乳喂养

 母乳喂养是最便捷、健康的喂养方法。但是，纯母乳喂养的妈妈总是有这样那样的担忧。有的妈妈因无法像喂配方奶那样按量喂养，怀疑母乳喂养不能让宝宝吃饱；有的妈妈担心平时饮食摄取的营养不够全面，不及配方奶粉的营养全面……其实母乳妈妈大可不必拿配方奶喂养的思路来考虑母乳喂养。

母乳喂养有配方奶不具有的优势

1. 母乳喂养最快捷、简单

快捷。因为婴儿身体未发育成熟，不适合等待，肚子一饿就会哭，要吃东西。母乳可立即喂养，而配方奶却得花时间冲调。

简单。母乳喂养最大的好处是不受时间、地点的限制，可以随时随地喂宝宝，不需要随身携带奶瓶、水、奶粉盒、奶瓶刷等东西。尤其夜间喂奶时，母乳更方便，不需要起床冲调。

2. 母乳的温度和体温一样，刚好适合婴儿

3. 喂母乳的宝宝很少便秘

母乳含有益生元，可以促进益生菌的生长，从而调节肠道蠕动，更易消化吸收。所以，即使宝宝两三天不大便，排出来的粪便还是软的。不需要像配方奶喂养一样，为防止便秘而多喂宝宝水。

4. 母乳喂养的宝宝不容易过敏

5. 吮吸母乳能让宝宝脸形发育更完美

1 不能像配方奶喂养一样确定每次的喂奶量，不等于宝宝吃不饱

不必按量。不像配方奶喂养须按时按量"吃饭"。因为母乳容易消化，所以宝宝更容易感觉到饿，母乳妈妈喂奶的频率也应相应增加。

不必按时。母乳妈妈没有必要按时按点地给宝宝喂奶，也不必担心宝宝每次吃的母乳量不够，只要宝宝想吃奶或是感觉奶涨，就可以随时随地给宝宝喂奶。

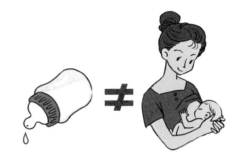

2 母乳喂养是有菌喂养，不需要像奶瓶消毒一样对乳房消毒

母乳喂养宝宝前，妈妈只需用温毛巾擦洗乳房即可，不必特别给乳头消毒。更不必弃去一些乳汁再喂养宝宝。

3 均衡饮食，不必担心母乳的营养

母乳妈妈有充足的奶水，可以选择母乳喂养，这是令配方奶喂养宝宝的妈妈极其"眼红"的事情。

母乳妈妈要相信，自己的乳汁是最适合自己宝宝的天然食品，是世界上任何配方奶粉都比不上的。

即使母乳妈妈偶尔在饮食上摄取不到足够的营养，你的奶水依然是最适合宝宝吃的。妈妈在怀孕期间的营养储备非常充足，而且，身体的调节能力远远超出你的想象。

刺激奶阵，增加奶量

母乳喂养的三大要素是：乳房、宝宝和大脑。乳房需要更多来自宝宝的刺激，使你的大脑做适当的调整，将哺乳看作头等大事。这样能帮助乳房制造出更多的乳汁。所以想要增加奶量，需要从这三个方面做文章。其中，最行之有效的就是刺激奶阵。

奶阵与奶量的关系

对于奶阵，哺乳期的妈妈都不陌生。它是指哺乳妈妈突然感觉到的乳房轻微胀痛，还有乳汁呈喷射状或快速滴水状流出。

刺激奶阵的步骤

Step1 挤奶或给宝宝喂奶前，先喝杯温水，放松心情。

Step2 洗净双手。有条件的话，可以用热毛巾敷一下乳房。

Step3 双手张开，食指与拇指呈C形，轻轻地捏着两边的乳头。

Step4 温柔地左右旋转乳头，不时用食指触碰乳头最前端的敏感处，以舒服为用力的标准。

Step5 挤奶时，可以想象宝宝吮吸奶头的可爱样子；如果宝宝在身边，可以直接让他吮吸。当你觉得乳房突然变得坚挺、湿润，就表示奶阵来了。

其他增加奶量的方法

1. 让宝宝早早吮吸

早吮吸，促进乳汁分泌

一般情况下，宝宝出生半小时后即可进行喂哺，这时候即使妈妈没有分泌乳汁，也应让宝宝吮吸乳房。

频繁的乳头刺激引起妈妈子宫的收缩，抑制出血，降低产后大出血的可能，又有利于泌乳系统分泌更多的催乳素，从而促使乳房分泌足量的乳汁。

2. 保持乳房清洁健康

健康的乳房是泌乳的基本条件

保持乳房，特别是乳头的卫生，防止乳房被挤压、损伤是泌乳的前提。在孕期，特别是孕晚期，就应该注意对乳房的清洁和保养，产后更应该经常用温水清洗。一旦出现乳头感染，应及时采取积极措施，防止乳腺炎的发生。

☆切忌使用肥皂、含有酒精的洗涤剂清洗，以免造成乳头干燥皲裂。

3. 多吃催奶食物

营养丰富，帮助增加产奶量

☆ 肉类、蛋类及豆制品类食物具有丰富的营养成分，是哺乳期妈妈的首选。

☆ 猪蹄、木瓜、花生、丝瓜汤等能帮助母乳妈妈分泌更多的奶水。

☆ 汤水，以及鱼类食物，易于母体消化吸收，对增加泌乳量很有好处。

4. 保持心情愉悦

好心情保证奶水的数量和质量

妈妈应该满怀母性地迎接小宝宝的到来，树立起喂哺宝宝的责任感，与宝宝一起健康成长，共享母子独有的欢愉。

爸爸和家中其他成员要积极支持妈妈的母乳喂养，主动分担家务等琐事，营造最适宜的生活环境，给母乳妈妈和宝宝心理关怀和物质支持，形成和谐的育儿氛围。

增加奶量的误区

1. 为了增加奶量需要大吃特吃

这种说法最误人。

不但动摇了爱美怕胖妈妈们的哺乳决心，还让那些视宝宝需求为第一的妈妈们大吃特吃，从而导致身材走样，并易引发乳腺炎。

哺乳期的妈妈要吃得适量，吃得聪明。

哺乳期的妈妈确实要吃好，但这并不代表要吃多。一般而言，哺乳妈妈只需每天比普通女性额外摄入 300~500 卡路里的热量，就可以满足宝宝的需要。

注意事项 attentions

☆☆不要过多摄入禽、蛋、鱼、肉。这样不但增加消化系统的负担，导致肥胖，还影响维生素和矿物质等元素的摄入，使营养不均衡。

☆☆不要吃高糖、高脂肪和含大量添加剂的垃圾食品。在哺乳期内，这些是绝不能碰的。更不要因为母乳喂养，妈妈们就每天都吃很多肉、鸡蛋、猪蹄，喝很多下奶汤水，致使分娩后体重居高不下，导致生育性肥胖。

2. 增加奶量只需要大量补充汤水就行

适当摄取汤水

乳汁的分泌量与妈妈摄入的水量有关，水量少会使乳汁分泌量减少，故哺乳妈妈应多喝一些汤水。

哺乳期应注意膳食的多样化

宝宝体内维生素 A 和 B、碘、锌等微量营养素的储备通常不足，需要从母乳中获取，妈妈只喝汤水是无法保证宝宝全面摄入营养素的。

为此，除了多喝汤水外，哺乳妈妈还要注意膳食的多样化，才能同时保证乳汁的数量和质量。

成功追奶有对策

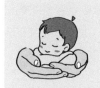

妈妈的乳房从怀孕开始就为产后的哺乳做着准备，但奶水在妈妈的乳房里从分泌再到充足，总是需要一定的时间的，是一个循序渐进的过程。其实，实现纯母乳喂养并不难，只要妈妈的身体健康，通过适当的追奶步骤，都能实现纯母乳喂养。

追奶对策

很多妈妈最后之所以放弃纯母乳喂养，并不是因为自己的产奶量不足，而是缺乏用母乳喂饱宝宝的自信。有的妈妈在怀孕时就消极地认为自己会没有奶水或奶水不够，加上产后奶水较少和喂养方式不当，担心宝宝吃不饱，旁边又有老人受不了孩子哭，于是就放弃了母乳喂养。

妈妈一定要有自信

事实上，只要身体健康，是自然受孕，孕期平稳，孩子为健康足月儿，乳房没有畸形，完全可以考虑母乳喂养。

妈妈该相信自己和宝宝，要对周围的质疑声闭起耳朵，增强母乳喂养信心，那么，实现母乳喂养是有可能的。

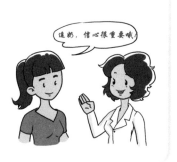

追奶，信心很重要哦

客观评估　吮吸不够

喂奶不够频繁。特别是宝宝出生后的1个月内，宝宝的吮吸刺激是妈妈分泌奶水的重要保障。即使开始的几天吮吸不到足够的奶水，也要让宝宝早吮吸，保证喂奶频率，这样乳房才能够接收到来自宝宝的饥饿信号。

针对解决　要尽可能地让宝宝多吮吸

每一次喂奶，让宝宝先吃完一边乳房，再吃另一边，不断吮吸，刺激奶阵。

母乳喂养是以宝宝为导向的行为，妈妈千万不要用挤出的奶来衡量自己的产奶量。奶水是在宝宝吮吸时产生的，宝宝吸得多，大脑得到的信号是"宝宝胃口大，要多产奶"，于是奶水就源源不断地生产。如果宝宝不吸，让乳房胀着，就是提示大脑"宝宝胃口小，下次少生产点"。所以追奶时，让宝宝爱吸多久就吸多久。吸就说明有奶，否则宝宝就不会吸了。

客观评估　过早添加辅食

即使添加一点儿牛奶、果汁，也会干扰母乳的产生。宝宝的胃很小，喝了这些东西，就会减少他吮吸母乳的次数，从而影响母乳的正常分泌。

针对解决　不给宝宝加奶粉

宝宝饿了，就给他吃储存的乳汁。尽量拖到上一次吃奶的15分钟后，这样乳房就会再次产生奶阵，奶水也会稍微多点。如果宝宝吃不饱，可以加几勺白开水。

客观评估　宝宝含乳姿势可能不正确

正确的吮吸姿势应该是，宝宝将整个身体靠向妈妈，而宝宝的嘴巴含住乳头及大部分的乳晕。

针对解决　找到适合妈妈和宝宝的哺乳姿势

具体见本章第三节，共有五种：摇篮式、交叉摇篮式、侧卧式、足球式、鞍马式。

客观评估　母乳妈妈的营养跟不上

不主张哺乳期间妈妈顿顿大鱼大肉、多油多盐，但是，还是要保证基本的营养。

① 要有适当的荤素、粗细搭配。

② 保证每天的蛋白质、脂肪摄入量。

③ 要保障妈妈的饮食安全。

毕竟，乳汁是由妈妈身体的营养素转化来的。

针对解决　注意饮食健康和心情愉快

① 多喝有产奶功效的汤水。

② 多吃催奶的食物。

③ 保持心情愉快。

④ 充分休息。

用乳头保护罩

有的妈妈在开奶期间忍受不了乳头皲裂的疼痛，隔了一层乳头保护罩给宝宝喂奶，宝宝的吮吸刺激不能顺利传达给妈妈，使奶水的流出速度变慢，直接影响到母乳产量。

针对解决 按摩乳房

具体方法见第四章内容。

客观评估 喂奶的时间不够

因为奶水是按需生产的，如果每次喂奶时间过短，就会阻碍奶水的增加。而且，每次在喂奶后期吸到的奶含有比较多的脂肪，能为宝宝提供更多的能量。

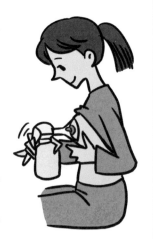

针对解决 用吸奶器吸一下余奶

一般情况下，对于奶水不足的妈妈来说，吸奶器不一定能吸出奶水来。但是，这个动作主要是帮助刺激乳头，将宝宝的食量传达给脑下垂体，让乳房按照宝宝的需要分泌奶量。

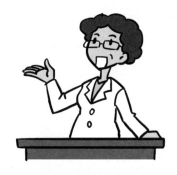

专家诊室

从无到有——抗压版追奶故事

剖腹产妈妈没有奶水

我的一个亲戚，剖腹产后身体疲惫，奶水也不足，于是，孩子奶奶就让婴儿喝奶粉。

第一天，孩子喝了 30ml 配方奶，大人都很高兴。因为在同病房的小孩中，他家孩子喝得最多。此后，奶奶非常积极地给孩子喂奶粉，对于母乳，孩子吃得有一顿没一顿的。妈妈要求孩子多吸母乳，但是习惯奶瓶的孩子已不愿意吸母乳了。

这个孩子有一个极爱孙子的奶奶。奶奶也不希望喂母乳，她说，应该给孩子吃奶粉，奶粉顶饱，4 ~ 5 个小时喂一次就可以了，但喂了母乳，不一会儿就又要吃了，产妇的伤口恢复慢也是因为坚持喂母乳。奶奶又埋怨产妇不该老用吸奶器吸奶，说以前的人都不这样的……婆婆的话对产妇的丈夫也产生了影响，他也开始接受人工喂养了。

刚巧，产后 15 天，产妇发烧到 39℃。她之前有风湿病史，大家以为她旧病复发。她来医院做各种检查，以为要住院就停了母乳。检查结果证实不是风湿，只是普通感冒而已。但是，产妇奶涨了两天，泌乳量急剧减少，七八个小时只能挤 20~30ml。这下，全家人都劝产妇回奶。

逆转，决心母乳喂养

幸好，这位妈妈是一个很有主见的人。她打电话给我，问我的意见。在我看来，任何奶粉都不如妈妈的奶水好。至于追奶可不可能成功，只要营养跟上，放松心情，让孩子多吮吸，完全有希望。听了我的话，妈妈的信心也更坚定了。但追奶是一个很艰苦的过程，妈妈不仅要有信心，家里人也要全力支持才可以。我的这个亲戚忽视了家里人的态度，所以她遇到了阻力。

决定追奶后，她就一大碗一大碗地喝下催奶汤，什么鲫鱼汤、猪蹄汤等，坚持让孩子吮吸母乳。但是，因为没有奶啊，孩子吸两口就不肯吸了。这时候，婆婆又不高兴了，埋怨尽让娃娃遭罪！妈妈没有听婆婆的，依然强迫孩子吸，孩子不吸了，就用吸奶器代替。但是，奶水还是不多，这时，她的思想压力更大了。她告诉我，那时候她经常半夜醒来就流眼泪，觉得对不住孩子，都快得产后抑郁症了。

有一天，她突然警醒起来，觉得这种状态太糟糕了，于是找丈夫深入而坦诚地交流了一番，取得了丈夫的理解。丈夫也答应去做婆婆的工作。她感觉一下子轻松起来，那一晚睡得非常踏实。第二天一早，她习惯性地用吸奶器吸奶，竟然吸出了 50ml，这是追奶以来吸得最多的一次。有了家人的支持，没有了思想压力，后面就进行得更顺利了。在孩子满两个月的时候，她终于实现了全母乳喂养。

克服困难，坚定母乳喂养的信心

妈妈和宝宝能在第一时间实现母乳喂养，是最为理想的状态，但很多时候并不会这样完满。比如我有一个病人，她的宝宝是早产儿。她自己下奶倒是非常快，但无奈孩子还在保温箱里呢，根本没办法吮吸，第二天就涨奶了。

她用吸奶器吸过，还是没有吸空，结果，第三天两个乳房就胀得像石头一样了。

怎么办？请通乳师呗。通乳师揉的时候，那个产妇疼得直打哆嗦，一直出虚汗，衣服湿了好几件，浑身像蒸了桑拿一样，事后她说比生孩子都疼。通乳师忙活了一上午，基本上通了一边，一直到晚上吃饭，才算全部疏通。

疏通后，奶水慢慢从几滴到10ml，再到30ml，四五天后，黄黄的初乳变成了浅浅的过渡乳。月子里，她就实现了全母乳喂养。

同为女人，我知道做女人确实不容易。虽然女人的本能就是生孩子、喂奶，但是我们要认识到生孩子是一道坎，喂奶也是一道坎，只有坚持下来才能挺过去。我见过很多在临门一脚心生怯意的产妇，结果奶就憋了回去，只能给宝宝喂奶粉，挺可惜的。

奶量不足的五个假象

 　　生产后，因为生理构造的不同，每一个新妈妈乳汁的质和量是不一样的。有的妈妈产后奶水可能比较少，但未必就不能满足自己宝宝的需要。

　　所以新妈妈别因为一些奶量假象，就担心宝宝不够吃，轻易放弃了母乳喂养。

破除奶量不足的假象

假象一　一开始母乳够吃，但是过了几天，孩子总是哭闹，好像没吃饱。

　　真相：婴儿出生后的 1 周、10 天、1.5 个月到 3 个月，会有一个快速生长期，很容易感到饿。新妈妈要多喂孩子几次，增加吮吸次数，奶量一定能增加上去。

　　对策：新手妈妈掌握正确的喂奶方法，坚持让宝宝多吮吸，那么，奶量一定会达到宝宝的需求。

假象二 每次喂奶要花 1 个多小时，孩子总也吃不饱。

真相：孩子并非吃奶，有时只是叼着乳头。有的长辈说，这是坏毛病。实际上，婴儿不叼这个，也会叼着毛巾、被角，那才是坏毛病。

对策：别让宝宝含着奶头睡觉。

假象三 别的新妈妈奶水比我的多。

真相：每个新妈妈产的乳汁量都不一样，只要对自己的孩子来说足够就行。

对策：新妈妈不用纠结这个问题。你可以这样想，你的乳汁量可能比别的妈妈少，但是质量更高，足够满足宝宝成长的需要。

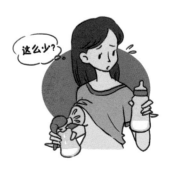

假象四 我的奶水很稀，不像有些人那样又白又稠。

真相：孩子前 10 分钟吃的奶都属于前奶，比较稀，水分较多；10 分钟后的奶称为后奶，后奶有丰富的脂肪，呈乳白色。所以，母乳喂养提倡一侧乳房要吃 20~30 分钟，如果换得太快，孩子会总是吃不着营养丰富的后奶。

对策：每个妈妈的奶水都有所差异，不用在意这个问题，奶水的稀稠不是靠视觉衡量的。

假象五 孩子将我的乳头都吮破了，他肯定是不够吃。

真相：科学的喂养姿势很重要。婴儿和母亲的腹部要贴在一起，孩子的下巴要紧贴乳房，而且一定要含住乳晕。上面露出的乳晕要比下面多，因为分泌乳汁的乳窦是在乳头下方，光含住乳头肯定很难吸到奶，而且容易将乳头吸破。

对策：妈妈要掌握正确的喂奶姿势。

假象六 宝宝喝奶间隔短就无奶，乳房软就无奶。

真相：奶是边吸边生产的，只有吸才会有，多吸才能引来奶阵。即使刚开始产奶较少，也要坚持让宝宝吸，而不是很快就喂奶粉。

对策：记住一点——"奶，吸吸总是有的。"

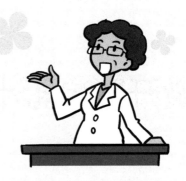

专家 诊室

Q 我的宝宝 3 个月了，以前一直是纯母乳喂养，可是，这两天我突然感觉自己的奶水变少了，乳房不胀了，而且宝宝刚吃完半小时就又往胸前拱着找奶吃。我的奶量不够了吗？

A：有的妈妈会出现"暂时性哺乳期危机"。它通常出现在产后的 2 周、6 周和 3 个月时。这个时候，本来乳汁分泌充足的新妈妈突然奶水减少，以前经常涨奶的现在没有涨奶现象了；以前宝宝吃完可以安静 2 个小时，现在半小时左右就又哭着要吃了，体重增加也不明显了。

为什么会出现这种情况呢？这是因为孩子体重增加、需求加快，需要的营养量增加。妈妈过于疲劳和紧张，每天喂奶次数减少，每次喂奶时间不够，或者母子（女）中一方生病等。遇到以上这些情况，妈妈一定要放松，不要有心理压力，增强营养，增加哺乳的次数。实在不行，也可以临时给宝宝加一些奶粉，同时，妈妈积极追奶，过一段时间，可能就恢复泌乳量了。

避开影响乳汁分泌的因素

Reason ① 精神刺激

十月怀胎，一朝分娩。妈妈面对小宝宝的降临，除了感到惊喜之外，或多或少都有些精神紧张。这时候要尽量避免某种精神刺激，比如忧虑、焦躁、疲劳等。

各种研究表明，乳汁的分泌和妈妈的心情及精神状态息息相关。和谐温馨的家庭氛围也是母乳分泌顺畅的重要因素。

Reason ② 营养不良

乳汁的来源是食物，是妈妈对各种营养素的合理摄入。只有妈妈饮食营养全面、食物搭配得当，摄入能量平衡，妈妈的乳汁才会源源不断地分泌出来。

《中国居民营养素参考摄入量》建议，哺乳妈妈每天应比平常多摄入 20 克蛋白质。

Reason ③ 疾 病

　　许多疾病都能影响到母乳的分泌，如急性及慢性疾病（贫血、肝炎、甲状腺疾病等）、乳腺疾病（包括乳头内陷）等。当妈妈患上疾病时，不但泌乳量减少，还可能因治疗放弃母乳喂养。因此哺乳期间应注意不要患上疾病。

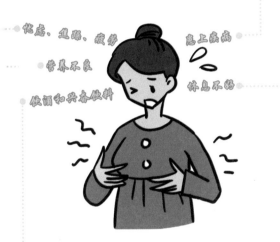

忧虑、紧张、疲劳
营养不良
咖啡和兴奋饮料
患上疾病
休息不好

Reason ④ 休息不好

　　妈妈的奶水有70%的水分、30%的营养素。如果母乳妈妈晚上休息不好，会造成奶水中的营养素减少，进而奶水的量也会减少。所以，哺乳期的妈妈想要保证奶水的质量和产量，切记要好好休息、放松心情，尽量避免过分辛劳。

Reason ⑤ 烟、酒、刺激性饮料

　　不要吸烟。香烟中的尼古丁等有害成分会进入母乳中，严重威胁宝宝健康。

　　避免过度饮酒、喝兴奋饮料。酒和兴奋饮料不但导致母乳妈妈休息不好，还会影响乳汁分泌，宝宝的健康也会受到酒精和饮料中兴奋剂的伤害。

　　这并不等于妈妈一点儿酒和饮料都不能喝，在哺乳期间，妈妈适当喝一点儿酒或饮料是可以的，有时候还会起到安眠的作用，但是不能过量。

夜晚喂奶

新手爸妈很快就会发现，那些一觉睡到天亮的宝宝都是别人家的，自己家的宝宝总会准时地在12点或凌晨2～4点醒来。醒来的小家伙连眼睛也不睁，嗷嗷哭着用小嘴寻觅奶头，"哦，宝贝，你又饿了"。于是，你们的夜生活丰富起来，但是，睡个整觉的日子仿佛遥遥无期了。

乐观认识夜晚喂奶

在宝宝1周岁前，夜里你会花很多时间给宝宝喂奶。所以你要学会享受这个过程，把它变成一个只属于你和孩子的特殊而神圣的时刻，而且这个时刻一生也许只有这么一次，尽情享受将你的一部分输入孩子的身体的满足感。同时，你要明白，宝宝频繁地醒来吃奶，说明他在茁壮地成长。这样想来，夜里醒个一两次又算什么呢？

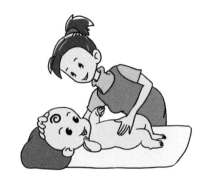

宝宝为什么夜里醒来

循环性的浅睡眠

婴儿的睡眠有两个阶段：浅睡眠和深睡眠。婴儿的睡眠一直处于从浅睡眠到深睡眠再到浅睡眠的循环中。婴儿越小，浅睡眠所占的比例就越大。夜里，在循环睡眠期间，他们很容易醒来，大约一个半小时就有一个易醒的阶段。

患　病

当然，宝宝夜里醒来还可能是其他原因——疼痛、发烧，或者其他病痛症状，妈妈可视情况和经验来判断。

维持自身需要的能量

宝宝夜里频繁醒来的另一个原因是宝宝的胃太小了。他们只能依靠频繁的吃奶来维持自身需要的能量和营养。

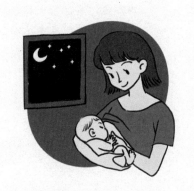

小贴士　explainations

随着月龄的增长，婴儿的深睡眠阶段会逐渐增多，睡眠周期也会变长，醒来的次数也会相应减少。

1. 让宝宝白天吃饱喝足

宝宝渐渐长大，白天的活动越来越多，还会忘记吃奶，从而把吃奶次数集中在夜里。在6个月大以后，这种情况更加常见。

妈妈要注意让宝宝尽量白天多吃奶，2～3个小时吃一次。这样白天吃饱喝足后，夜里就睡得安稳了。

3. 睡前喂一次"全"奶

所谓"全"，是指两边乳房都要让宝宝吃到。这样能保证宝宝吃了足够的奶，宝宝就不会又很快感到饿了。宝宝睡着了，妈妈最好也立即睡觉，这样都能好好睡上一觉。

2. 迅速回应刚醒的宝宝

尽快让宝宝安静下来。尽快让宝宝吮吸到奶头，宝宝和妈妈都能迅速地再次进入梦乡。不管妈妈和宝宝是否分床睡，宝宝醒后，快一点儿、轻一点儿的反应都是让宝宝尽快安静下来的不二法宝。

不要打开太多灯。卧室最好点上一盏小夜灯，这样方便妈妈快捷地帮宝宝换尿布，还不至于刺激到宝宝的眼睛。

4. 喂奶前给宝宝换尿布

如果宝宝的尿布湿了，要在喂奶前就给他换上干净尿布，这样他吃完奶就可以直接入睡了。

溢奶处理

溢奶分为妈妈溢奶和宝宝溢奶，均有不同的处理方法。产妇溢奶目前在医学上还没有根本解决的办法，建议不要乱用偏方，以免引起回奶。溢奶的妈妈可使用防溢乳垫。

妈妈溢奶

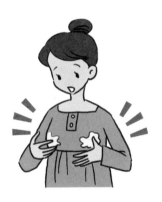

首先，要恭喜溢奶的妈妈。溢奶说明你奶水非常充足，不用担心宝宝奶水不够吃，可以毫无顾忌地选择纯母乳喂养。

涨奶、溢奶也会给产妇带来诸多不便，处理不当还容易导致乳腺炎等妇科疾病。所以对于溢奶，妈妈一定要充分重视。

防溢乳垫

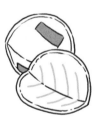

它里面有一个由干爽网面、吸水及不透水材料组成的吸水层，外面附有粘胶，可以粘在哺乳文胸上，操作起来非常方便。妈妈溢奶时，溢出的奶水可被吸水层吸收，并且不会渗透到外边。

宝宝溢奶

基本上，所有的宝宝都有过溢奶的情况，所以新手爸妈不用担心。宝宝溢奶是非常正常的事情，大部分由于宝宝身体未发育完全的缘故。

新生儿胃部和喉部的不完善发育。 刚出生的宝宝胃幽门狭窄，胃与食道之间没有完全闭合。如果宝宝吃得太饱，或两餐进食时间间隔过短，胃里的奶水就会倒流，导致吐奶。如果宝宝吃完奶立即剧烈活动——哭闹、咳嗽，也会导致吐奶现象。

奶水流速过快。 如果奶嘴洞口过大，奶水流出速度快，宝宝来不及吞咽，使嘴与乳头之间有空隙，吸入了空气，也会造成吐奶。

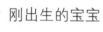

六个月大宝宝的分阶段拍嗝方法

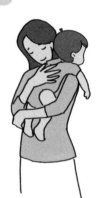

刚出生的宝宝

爸爸或妈妈只要慢慢抚摸宝宝的后背或竖直抱宝宝，就能把嗝打出来。

在两个月的时候

宝宝自己开始会打嗝了，这时只要将宝宝竖着抱半小时左右，轻轻拍打后背即可。

在宝宝六个月大之前，喂完奶后，家长都要先帮他把奶嗝拍出来。如果每次宝宝吃完奶都大口喷奶，做常规体检时，体重不但没有增加，反而减轻了，就应该及时到医院的儿科门科就诊。

减少宝宝溢奶的方法

方法 1

不要让宝宝吃得过急、过快

如果妈妈涨奶，喷出奶水来，可以先用吸奶器吸一下，直到奶水不那么过急地喷出，再让宝宝吃。

方法 2

给宝宝拍嗝

喂奶后，最好把宝宝竖着抱一段时间，即使宝宝没有打嗝，也会缓解溢奶情况。

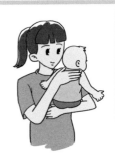

方法 3

宝宝吃饱后，别逗宝宝玩

即使有的活动跟成人比起来并不算是剧烈，对于宝宝来说，也可能会导致溢奶。

方法 4

控制喂奶速度

如果喂奶时出奶量过快过多时，妈妈可用手指轻压乳晕，减缓奶水的流出速度。

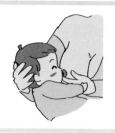

方法 5

不要在宝宝很饿或哭泣时喂奶

这个时候，宝宝容易发生溢奶，要尽量避免喂奶。此外，宝宝吃饱了也不可勉强再喂。

方法 6

边喂边观察宝宝的表情

若宝宝的嘴角溢出奶水，或口鼻周围颜色发青，应立即停止喂奶。

● 宝宝溢奶的处理方法

首先，迅速将宝宝的脸侧向一边，以免吐出的奶倒流，进入咽喉及气管。

然后，用干净毛巾快速清理溢出的奶水，以保证宝宝呼吸道顺畅。

最后，用小棉花棒清理鼻孔。

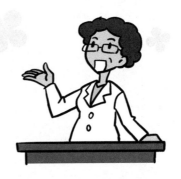

只吃前奶的宝宝长不快

我的孩子 40 天，每天有 6 次小便，但只有 1 次大便，而且大便的量非常少，大约就 2 个 1 元硬币那么大。而且他体重增加得也比较少，只有 850 克，都不到 2 斤。但是我的奶水一直很足，每次他吃不完，还得用吸奶器吸出来。

Q

A：判断孩子是否吃了足够的奶，我们一般会结合孩子的大便量、小便量和体重增长量综合判断。综合考虑下，这个孩子的小便量是合格的，但是大便量偏少，体重增长量也少，这说明孩子摄取的蛋白质和脂肪不太够。基于妈妈奶水很好的情况，那么很可能是妈妈的奶水太足了，孩子吃了妈妈比较清的前奶就饱了，根本没能吃到比较浓的后奶。以后妈妈喂奶的时候，可以先挤出一些前奶，再让孩子吃，以确保孩子能吃到富含蛋白质和脂肪的后奶。同时，妈妈的饮食也可以多增加一些富含蛋白质和脂肪的食物，保证奶水中蛋白质和脂肪的含量。

不分场合的溢奶

外出的时候，漏的奶水好几次把衣服都弄得湿透了，感觉好尴尬。这是什么原因？有什么办法避免这种情况发生吗？

Q

A：我们的身体就像一台高精度的仪器。哺乳期妈妈身体内的激素把妈妈和孩子紧密地联系到了一起。她们只要想起自己的宝宝，甚至听到别人宝宝的哭声，身体都会分泌催产素，都会分泌乳汁。怎么避免这种尴尬呢？现在市场上有一种称为哺乳护理垫的东西，还有防溢乳垫，这些都可以用来吸收溢出的奶水，不妨一试。

剖腹产后的母乳喂养

剖腹产妈妈比自然分娩的妈妈下奶晚，并且由于伤口的疼痛、哺乳体位的困难，乃至乳头皲裂的遭遇，搞得一些剖腹产妈妈比较担心和焦虑，乃至产生畏难心理，造成乳汁分泌不足，以致这些妈妈的母乳喂养过程更加艰难，甚至最终失败。

剖腹产宝宝也要早吮吸

剖腹产的妈妈虽然不像自然分娩的妈妈那样很快感到乳房胀痛和子宫收缩，但从宝宝开始吮吸乳房开始，体内的催乳素就会自我调节，所以，早吮吸对剖腹产的妈妈来说尤其重要。

一旦错过最初让宝宝吮吸的时期，日后想实现纯母乳喂养就会比较痛苦。

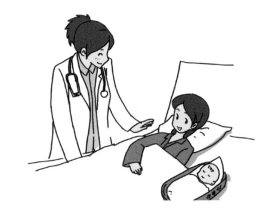

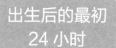
| 出生后的最初 24 小时 | 宝宝基本是在睡眠中度过的，这段时间他基本上没有饥饿感觉。 |

| 接下来的 1 到 2 天 | 宝宝会排出胎便，以及留存在肺里的羊水。 |

| 第 3 天到 第 7 天 | 妈妈们需要做的，就是保证宝宝每天隔 2～3 个小时吃一次奶，让宝宝充分吮吸，以促使妈妈开奶。 |

错误喂奶姿势是放弃母乳喂养的罪魁祸首

采用正确哺乳姿势的意义，在于让宝宝对乳头进行有效吮吸，促进射乳反射和催乳素的分泌，还可以让宝宝适应和习惯妈妈的乳头。

正确、舒适的哺乳体位和宝宝衔乳姿势，能够辅助妈妈顺利哺乳，并增强妈妈全母乳喂养信心，从而达到良性循环，使得乳汁更加充沛。

提醒剖腹产妈妈：不要因为喂养姿势痛苦，或担心伤口愈合而拒绝宝宝的吮吸。下面是两种剖腹产产妇比较常用的体位和姿势。

床上坐位哺乳：

Step1

可以在剖腹产妈妈背后垫上舒服的靠垫，把枕头或棉被叠放在妈妈身体一侧。

Step2

抱起宝宝，将宝宝臀部放在垫高的枕头或棉被上，宝宝的腿朝向妈妈身后，妈妈用一只胳膊抱住宝宝，使他紧贴妈妈的胸部。

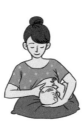

Step3

妈妈用另一只手以"C"字形托住乳房，让宝宝含住乳头和大部分乳晕。

床下坐位哺乳：

Step1

妈妈坐在沙发或舒服的椅子上，尽量坐得舒适，身体靠近床边，并与床的边缘呈一夹角。

Step2

把宝宝放在床上，用枕头或棉被把他垫到适当的高度，使他的嘴刚好能含住妈妈的乳头。

Step3

妈妈可以环抱住宝宝，用另一只手呈"C"字形托住乳房，再给宝宝哺乳。

早产儿、双胞胎母乳喂养

相较于足月儿的母乳来讲，早产儿妈妈的母乳是超级母乳。早产儿出生后体质弱，对各类营养的需求比足月儿更高。

早产儿只有从母乳中才能获得人脑发育的必需物质——长链不饱和脂肪酸。这种物质可以保护脑细胞膜免受其他物质损伤。

早产儿的母乳喂养

母乳对早产儿的重要性

Reason1 早产儿妈妈的乳汁中所含的蛋白质也比足月分娩妈妈的乳汁高出 80%。

Reason2 母乳所含的维生素 A、C、E，以及微量元素铁、锌、钙都很丰富，而且特别易于早产儿吸收，可以弥补早产儿过早离开母体造成的营养不足。

Reason3 乳汁中含有免疫活性物质，如溶菌酶、免疫球蛋白 A 和较高浓度的乳铁蛋白，对免疫系统发育缓慢和免疫系统功能差的早产儿有极大好处。

1. 让宝宝吃饱

早产宝宝想要吃奶时，动静比足月的宝宝要小。不睡觉可能是早产宝宝饿了的唯一提示。

妈妈在喂奶后，如果乳房摸起来还有点硬，那就要把奶挤出来，或者用吸奶器排空乳房，以维持产奶量。避免因为涨奶而使奶水减少。

刚开始你可能不知道怎么判断宝宝是否吃饱，不过慢慢就会找到些规律的。

2. 训练宝宝叼乳头

宝宝太早出生，自身还不具备叼妈妈乳头的能力，要用小勺或较小的奶嘴喂食。但这段时间不宜过长，一旦宝宝有吮吸的意识了，要立即开始让宝宝学习吮吸妈妈的乳房。

一般来讲，早产宝宝的吮吸—吞咽—呼吸反射系统，会在出生后的 1 ~ 2 周内发育完善。

3. 哺乳和衔乳姿势

最适合早产宝宝的哺乳姿势是"交叉摇篮式"。

宝宝的头部倚靠在妈妈的前臂上。如果吃右侧乳房，就用左手和左臂抱住宝宝，使宝宝的胸腹部靠向妈妈。吃奶时，用双手托住宝宝头部后侧及耳朵下方，引导宝宝找到乳头。

早产宝宝需要妈妈引导，学习正确的衔乳姿势。

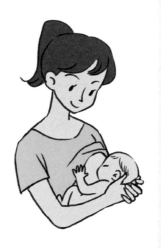

4. 循序渐进教宝宝吃奶

早产宝宝的哺乳过程非常辛苦，妈妈和宝宝可能要磨合很久。妈妈要掌握"尽早开始，循序渐进"的原则，观察宝宝吮吸母乳。宝宝的每一点儿进步，都会增加妈妈的信心。

在这个过程中，千万别气馁，宝宝最终会学会吮吸，给你惊喜。

双胞胎的母乳喂养

据统计，大多数双胞胎儿都早产。他们的各器官功能，尤其是消化系统功能较弱，生活能力比正常单胎儿差，而生长速度又特别快，需要吸收大量的营养素。所以，一般早产儿的喂养方式都适用于双胞胎新生儿。

双胞胎母乳喂养的注意事项

1.少食多餐

跟正常单胎儿相比，双胞胎宝宝的胃较小，消化能力差，更容易发生呕吐或消化不良，采用少食多餐的喂养原则较好。

2.及时拍奶嗝

双胞胎宝宝的吮吸—吞咽反射及消化系统功能尚未发育健全，更容易出现吐奶、消化不良现象。喂宝宝时，最好使其处于半卧位。喂完后也要及时拍奶嗝。

3.注意补充营养

胎儿期母亲须同时孕育两个宝宝，双胞胎体内的营养物质难免储备不足。为了防止出生后出现缺铁性贫血、佝偻病、习惯性腹泻等疾病，更要注重钙、铁及多种维生素和营养物质的补充。

4.别强求纯母乳喂养

两个宝宝同时吃奶，妈妈乳汁分泌不足比较普遍。在保证两个宝宝都能得到母乳的前提下，先喂体弱的宝宝，再给每人加喂配方奶粉。两个宝宝交替吮吸两个乳房，使两个乳房都得到刺激，以分泌更多乳汁。

切记：不要一个宝宝是纯母乳喂养，另一个宝宝是配方奶喂养。

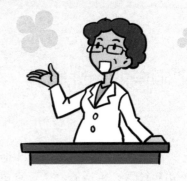

Q 剖腹产对母乳妈妈的影响

A：很多妈妈不愿意剖腹产，其中一个理由是担心伤口影响母乳喂养。确实，相对于阴道分娩，剖腹产妈妈的母乳喂养之路更坎坷一些。一是，剖腹产毕竟是一个手术，出血量更大，使身体更虚弱。二是，激素的影响。顺产妈妈生完孩子后，产妇会分泌催乳素，提醒大脑指挥产奶。但对于剖腹产妈妈来说，尤其是择期的剖腹产妈妈，没有破水、出血、宫缩这些临产前身体的变化，大脑就没法马上察觉到身体的指令，那么，可能激素产生得也晚一点儿。所以，有的剖腹产妈妈下奶会稍慢一些。三是，伤口疼痛的影响。麻药过后，伤口的痛感真的会让人痛苦不已。但是，只要有决心，剖腹产妈妈依然能顺利实现母乳喂养。

高龄剖腹产产妇勇敢喂乳

我们医院最近有一个剖腹产的产妇，就比较顺利地实现了母乳喂养。她是高龄孕妇，37 岁，还患有妊高症，孩子胎位也不太好，所以是择期剖腹产。尽管是剖腹产，我们也遵循"早接触、早吮吸、早开奶"的"三早"原则把孩子抱给了产妇。遵照医嘱，剖腹产术后，必须平躺六小时，才可以侧身，所以，"早吮吸"对于母子来说都并非易事。由于妈妈不能动，护士让宝宝侧趴在妈妈的胸口，用手支撑住宝宝的身体，保持宝宝的头、脖子、身体呈一直线，同时借助枕头或被子，垫高宝宝的体位。小家伙非常听话，很快就张着嘴巴，开始尝试找乳头，有了吮吸的动作。小家伙双唇外翻，含住了大部分乳晕，脸颊上有节奏地出现一个下窝——吮吸过程竟然出奇地顺利。

但这只是第一步。麻药药性过后，喂奶才是对妈妈的真正考验。如果能让孩子早接触，早上动完手术，晚上就会下奶了。但是麻药药劲儿过后，产妇的伤口也特别疼，如果不能忍住疼痛，就会前功尽弃。我也见过很多这样的剖腹产产妇，没有学会躺喂，又不敢用力抱宝宝，结果出了医院就抓瞎，不到两天就给孩子喝上奶粉了。

但是这位高龄产妇的表现却不错，护士帮忙的时候，她还让新爸爸拍下了视频，说要好好学习研究。第二天我查房的时候，发现她已经可以自己给孩子喂奶了。

挤奶的方法

使用合适的吸奶器

现在市面上有种类繁多的吸奶器，妈妈们在选择的时候很容易被广告迷惑。自己究竟需要什么样的吸奶器？这是选择吸奶器前必须想清楚的。

挑选吸奶器需要考虑的问题

使用吸奶器的频率是多少？

每次需要用多长时间？

每次需要两边的乳房都吸吗？

怀的是双胞胎吗？

预算是多少？

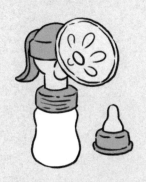

吸奶器分电动和手动两种，选择哪种吸奶器其实主要看你使用的频繁程度。使用得比较频繁的话，建议买价位稍高的自动吸奶器；如果使用不是很频繁，手动吸奶器完全够用了。这两种吸奶器的吸奶原理都是一样的，节奏都是一吸一放。手动吸奶器吸力没有问题，完全可以吸干净奶，但是就舒适程度来说还是电动的比较舒服一些。

如果你用的是全自动吸奶器，刚开始时，你可能会感到吸力很大，虽然不疼，但感觉有些奇怪。习惯了吸奶器以后，你就可以空出手来拿着书或杂志，一边吸奶，一边看书或工作了。

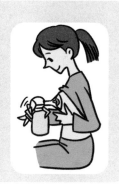

使用吸奶器的注意事项

① 一定要选择适合自己乳房大小的罩杯。

② 放正位置，才不会夹痛或刺激到乳房。

③ 每次使用后，一定要认真清洗吸奶器的各个部件，以免让细菌进入吸奶器。

学会用手将奶水挤出

有时候，用手挤奶是最方便快捷的方法，也相当省钱，有些妈妈就从来没有用过吸奶器。

用手挤奶最好的一点，是你完全可以控制整个过程，你可以根据胸部承受压力的程度，适当地改变力度。另外，你还可以自己控制挤奶的速度。

用手挤奶的注意事项

首先

开始用手挤奶之前，要先仔细认真地把双手洗干净。

其次

准备一个小碗或其他可以装奶水的干净器皿。

最后

用手挤奶的时候，可以将大拇指放在乳头上方，然后用中指和食指托在下方，在临近乳晕的位置（没有必要完全离开乳晕），然后轻柔地揉捏。

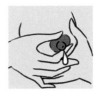

注意事项　attentions

注意速度。 出现奶阵后，注意控制手指揉捏的力度。过快，容易使奶水溅到小碗外；过慢，奶水容易顺着乳房滴答到衣服上。最好根据出奶量控制手法，把奶水安全地挤到小碗里。

用力均衡。 挤奶时，千万别用手用力挤压乳头或乳房，以免挤不出乳汁反而损伤乳头或乳房。左右两边的乳房都要挤。

哺乳期用药

哺乳妈妈用药原则

1 能局部用药就不要全身用药。

2 能用中药治疗就不用西药。

3 能口服用药就不要打针。

4 能用老牌药品就不用新药。

短时间用药。如果必须短时间内使用某些药物，如某些麻醉类药物，可暂停母乳喂养。

长时间用药。如需持续用药一段时间，应先暂停母乳喂养，用药的这段时间可以考虑用吸奶器排空乳房，以保证正常泌乳，以便停药后继续母乳喂养。

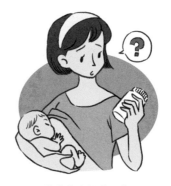

服药前必须遵医嘱

哺乳妈妈不应服用避孕药

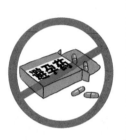

　　抑制乳汁分泌。避孕药也是一种药物，而且里面含有抑制催乳素生成的物质，会使乳汁分泌量下降，导致分泌的母乳达不到宝宝的需求。

　　不利于宝宝健康。避孕药物中的有效成分会随着乳汁进入宝宝体内，使宝宝生长发育紊乱。

哺乳妈妈用药注意事项

1. 千万不要随意服药

　　有些药物对宝宝是安全的，有些药物却会让宝宝产生不良甚至非常严重的反应，如呕吐、腹泻、发热等，所以哺乳妈妈一定要谨慎服药。能够不服药可用食疗的话，尽量不服药。尤其是，避免服用抑制母乳分泌的药。

2. 能不用药就不用药

　　乳汁的药物浓度和母乳妈妈服用药的剂量有关，所以哺乳妈妈用药时应服用最低的有效量。这样可以尽量降低乳汁中的药物浓度，以减少对宝宝的影响。

● 3. 在医嘱下服用

对于有产后抑郁症的妈妈来说，建议在医嘱下服用适量的抗抑郁药。

妈妈抑郁症带给宝宝的影响，远远大于抗抑郁药给宝宝的影响，一定要找医生诊治。

● 4. 不要随意给孩子断奶

有的妈妈虽然乳汁很足，但是因为暂时得了某种疾病，就决定给宝宝断奶。这种做法是不可取的。哺乳妈妈可以在生病用药期间暂停母乳喂养，用吸奶器将乳汁吸出倒掉，以保证泌乳量。

● 5. 服药后推迟哺乳时间

如果哺乳期需要用药，而且是医嘱用药，哺乳妈妈可以在哺乳后立刻服药，并尽可能推迟下次哺乳时间，至少4个小时后再喂奶，最大程度地减少乳汁中的药量。或者服药前，用吸奶器吸出乳汁备用。

● 6. 按正常剂量使用

尽可能选用有效成分单一的药品，而不是复方制剂。

代谢快的药物对哺乳的影响小，所以，应选择速效剂型药品。

身体对外用药药物成分吸收少，治疗时能选外用药就不选口服药。

哺乳期用药需要关注药物分级

治疗疾病的药物根据安全性划分为不同的等级。新妈妈哺乳期用药，须在咨询医生后选用对宝宝影响程度小的药物。

1. FDA 的妊娠药物分级

药品安全性分类有好几种方法，其中美国食品和药物管理局 (FDA) 制定的妊娠期孕妇用药标准，定义明确，科学客观，所以广为各国医生接受。该标准依据药品的安全性分为 A、B、C、D 和 X 五类。

FDA的妊娠药物分级	A 类	B 类
	对胎儿的伤害极小，非常安全，哺乳妈妈完全可以使用。	在动物生殖试验中，并未显示对胎儿的危害，哺乳妈妈使用也比较安全。
C 类	D 类 ✕	X 类 ✕
在研究中证实药物对胎儿有副作用，哺乳妈妈须权衡利弊后再使用。	对人类胎儿的危害有肯定的证据。哺乳期不建议使用。	已证实可使胎儿异常。哺乳期不建议使用。

2.《药物和母乳喂养》药物分级

可以坚持母乳喂养

L1：哺乳期使用对婴儿非常安全

L2：哺乳期使用对婴儿比较安全

孕期使用药物的分级应向开处方的专业医生咨询

暂停母乳喂养

L3：哺乳期使用对婴儿基本安全

L4：哺乳期使用对婴儿可能存在危险

L5：哺乳期使用须停止母乳喂养

乳房常见病用药技巧

乳头破损

建议使用羊脂膏。这个膏宝宝吃了没事。如果买不到，可使用金霉素软膏或百多邦，但应在哺乳后使用这两种药物，且在哺乳前洗净药物，别让宝宝吃到或碰到。

乳房皮肤湿疹

治疗时，要选择激素强度较弱的药物，小面积使用，留心不让宝宝接触到。

※ 妈妈们一定要在哺乳后用药，哺乳前要彻底清洁乳房。

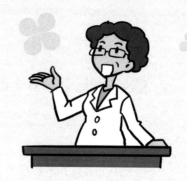

专家 诊室

Q 产妇产褥期感染了还能母乳喂奶吗?

A：要看需不需要用药物治疗，需用药的时候，和医生商量一下，尽量用安全的药。如果医生说这个药对母乳来说不安全，那就暂时把奶吸出倒掉，等不用药后再喂母乳。所以，产褥期感染后一定得在医生的指导下用药，至于可不可以继续喂孩子母乳，也需要就具体的药物咨询医生，没有办法笼统回答能或者不能。

Q 哺乳期感冒了，能喝板蓝根吗?

A：可以的。板蓝根是清热解毒的药物，不会对乳汁产生影响。只要妈妈不发高烧，可以在医生的指导下服用板蓝根。但是如果没有感冒，就不要用板蓝根来预防感冒了，因为健康的人服用太多板蓝根会伤及脾胃。

关于乳汁的误区

误区一 丢弃初乳

新妈妈嫌初乳颜色不好，就弃之不用。

初乳是产后 2~3 天内分泌的乳汁，颜色呈淡黄色，较黏稠。初乳具有营养和免疫的双重效用，是新生儿健康的保护伞，不仅含有宝宝所需的全部营养，还含有大量的抗体和白细胞，以及新生儿不可缺少的铁、铜、锌等微量元素。

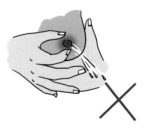

误区二 挤掉刚开始的乳汁

每次哺乳时，妈妈最初分泌的奶比较稀薄，叫"前奶"。之后，乳汁就变成了白色且比较浓稠的奶，叫"后奶"。有的妈妈看前奶比较清，就挤了前奶才喂宝宝。

实际上，前奶富含水和蛋白质，而后奶富含脂肪、乳糖和其他的营养素，能提供很多热量。如果宝宝只吃后奶，会缺少水和蛋白质的摄入。所以，为了保证宝宝摄取到足够的营养，喂奶时，妈妈切不可将前奶挤掉，只喂后奶，应尽量让宝宝吃空一侧乳房后，再换另一侧，保证前、后奶都能吃到。

误区三　剖腹产后喂母乳对宝宝不好

有的妈妈担心剖腹产时使用的麻药成分会影响宝宝，所以泌乳时也不让宝宝吮吸。

其实剖腹产手术通常采用硬膜外麻醉。等到新妈妈清醒，能够活动肢体时，麻醉药成分都被代谢完了，是不会影响到宝宝的，而且及时给新生儿哺乳，还可促进子宫恢复。

误区四　感冒了不能再哺乳

有的妈妈出现打喷嚏、流鼻涕、咽喉疼痛、咳嗽、发烧等感冒症状时就立即停止哺乳。

其实，这也不科学。因为当妈妈出现感冒症状时，宝宝早已经暴露在被传染的环境之中了，乳汁中也已经产生了抗体，继续哺乳反而有利于宝宝抵抗疾病。大多数情况下，感冒病毒是通过空气飞沫传播，不是通过乳汁传播的。当然如果妈妈发烧症状严重的话，就需要去医院诊断并咨询医生。

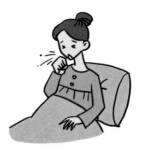

误区五　6个月后的母乳就没有营养了

随着母乳喂养过程的延长，除了母乳中蛋白质的含量会下降，脂肪、碳水化合物等营养成分并没有发生太大变化，所以不能说母乳就没营养了。

宝宝6个月后成长所需的养分，单纯依靠母乳已经不够，需要添加合适的辅食。1周岁以前，母乳应该仍是宝宝的主要食品和营养来源。

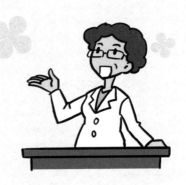

专家 诊室

Q 我的右侧乳房有一个硬块，月嫂说变一下喂奶姿势就能通乳。我用什么姿势喂奶比较好呢？

A: 孩子是最好的吸奶器，让孩子多吮吸是通乳最好的办法。至于哪种姿势最适合通乳，这个倒不一定，关键要看你的硬块在哪里。其实，能不能通乳，你自己也能感觉得到的。孩子在吸奶的时候，你如果感到有痛感或者硬块在变软，那就说明孩子现在吮吸的力度刚好作用在堵塞的位置，你就可以多用这种姿势来哺乳。

Q 乳头被宝宝咬破了，很严重，月嫂让涂点红霉素眼药膏。宝宝还在吃奶，这样会不会对宝宝不好？

A: 红霉素眼药膏可用于乳头。红霉素眼药膏含有抗生素成分，可以用来治疗眼睛的细菌感染病症。医生有时也会让哺乳期妈妈用这种药来治疗眼病，短期的正确使用是安全的。

乳头破裂很容易导致乳头的局部发炎，涂抹含有抗生素成分的红霉素会有一定效果。但是在孩子吃奶之前，要用温水把红霉素软膏洗掉。

哺乳期不宜用如下药物

① 四环素类的抗生素。这类药有导致宝宝四环素牙的风险。除了四环素，这类药还包括金霉素、多西环素（又称强力霉素）、米诺环素（又称美满霉素）等。

② 含有雌激素的口服避孕药。现在市场上的口服避孕药通常含两类成分：一类是孕激素，像优思明、妈富隆之类的药；一类是雌激素。含有雌激素的避孕药会抑制泌乳，影响产奶。所以，哺乳期妈妈最好选择其他的方式来避孕。

哺乳妈妈可用抗生素

青霉素类或头孢类的抗生素。此类抗生素可以在哺乳期安全使用，也是美国儿科医师协会推荐的药物。哺乳期妈妈服用这类抗生素，对孩子基本没有影响，即使有影响，也只会影响到孩子肠道的菌群。如果孩子只出现轻微腹泻，说明药物对孩子的影响不大，可以继续吃药。如果宝宝出现较严重的腹泻，那就要咨询医生后再做决定了，或者停止哺乳，或者按医生建议使用其他种类的抗生素。

服药期间喂宝宝技巧

有些妈妈比较谨慎，一吃药就不敢给孩子喂奶了，其实没必要。比如哺乳期妈妈经常会得乳腺炎，只要没有严重到非得住院治疗或医生严令禁止哺乳的程度，都可以正常哺乳。如果特别担心有副作用，可以调整一下用药时间，把吃药的时间安排在宝宝刚喝完奶后，进入长睡眠之前，这样也可以降低药物对宝宝的影响。这样，当药物在妈妈体内处于浓度高峰期的时候，宝宝正在睡觉，等宝宝睡醒了，浓度高峰期已经过了。从而将药品对宝宝的不利影响降到最低。另外，吃完药后，妈妈要多喝水，以便更快地代谢掉药物成分。

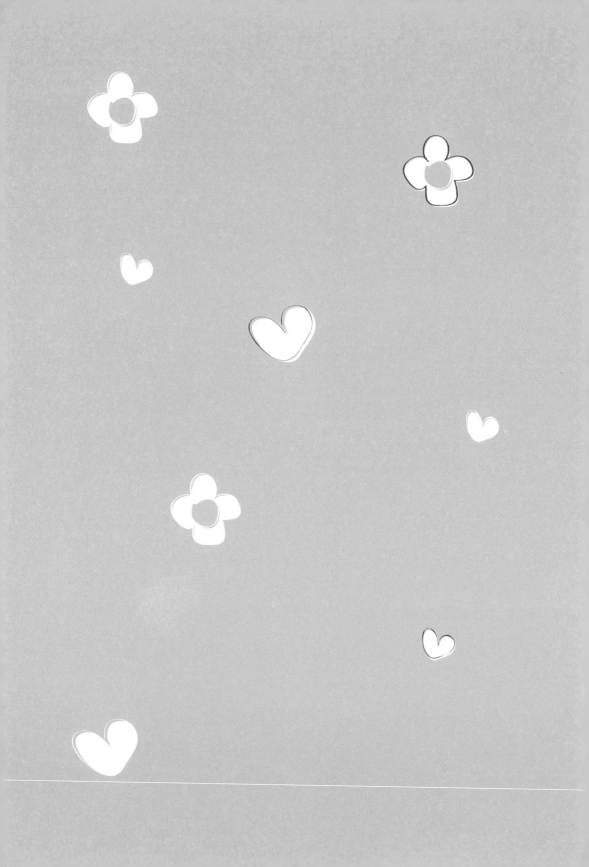

Chapter3

克服哺乳中的困难

疼：哺乳疼痛

母乳喂养时，有一些幸运的妈妈说不痛，可大部分妈妈的哺乳经历都是从疼痛开始的。特别是初产妇，由于乳头护理不当、婴儿吮吸姿势不正确、妈妈未能掌握正确喂哺技巧，出现各种哺乳疼痛症状。哺乳疼痛通常发生在哺乳的第一周。

如何防止哺乳疼痛

1. 宝宝含乳姿势要正确

具体姿势参照第二章第二节所示。

2. 控制哺乳时间

每次喂奶时间不超过20分钟。

乳头在宝宝嘴里浸泡时间过长，可能会受损伤，再有细菌侵扰，可能会导致乳房感染。

3. 勤哺乳

利于排空乳汁，使乳晕变软，便于婴儿吮吸。

4. 不要强拽硬拉

喂奶完毕，一定要待宝宝松嘴后，才将乳头轻轻拉出，硬拉乳头易导致乳头皮肤破损。

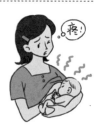

5. 保持湿润

喂奶之前，清洁乳头，然后挤出一些乳汁，湿润乳头后再给宝宝喂奶，以免干燥的乳头因宝宝的吸力过大受到损伤。

减轻皲裂乳头疼痛的方法

1. 先从病症较轻的一侧乳房开始哺乳

这样可以减轻宝宝对较疼乳房的吮吸力，注意确保乳头和一部分乳晕含在宝宝的口内，以防加剧乳头皮肤皲裂。

2. 交替改变哺乳时的抱婴位置

以便将吮吸力分散在乳头和乳晕四周。

3. 穿戴宽松内衣和文胸

有利于空气流通，使损伤的乳头皮肤快速愈合。

4. 用乳汁来杀菌

乳汁含有丰富的蛋白质，有利于乳头皮肤的愈合。

哺乳后，可挤出少量乳汁，涂在乳头和乳晕上，待稍微干燥后，也可在乳头上再涂薄薄一层水状的羊毛脂。它是天然的，对宝宝无害，哺乳前也不必刻意擦掉。

5. 将乳汁挤出喂养

如果乳头疼痛剧烈或乳房肿胀，宝宝不能很好地吮吸乳头，可暂停哺乳 24 小时，但应将乳汁挤出，用小杯、小匙或奶瓶喂养宝宝。

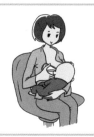

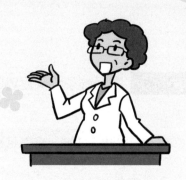

专家 诊室

儿子刚出生的那几天，喂奶太痛苦了，乳头像被
吸盘吸着，每次喂完奶都觉得乳头很疼。有没有
Q 什么办法可以缓解?

　　A: 因为从没有受过这样的刺激，所以很多新妈妈刚喂奶时会感觉
乳头疼，适应几天后，就会好一些了。如果疼痛无法缓解，甚至觉得越
来越疼了，那就应该去医院检查一下，看看是不是发展成了乳腺炎或者乳
腺堵塞。

　　还有一种情况会造成乳头疼，就是错误使用吸奶器。现在的吸奶器种
类很多，有的还可以自己调整吸奶器的吸力。如果把吸力调得过高，也会
造成乳头疼。

　　乳头疼的妈妈可以自己炸一点儿花椒油，晾凉，涂在乳头上，可以缓
解疼痛。如果乳头开裂，也可以涂花椒油，能促进伤口愈合。

胀：乳房肿胀

新手妈妈大都经历过乳房肿胀。遇到这种情况，可以试试以下减胀妙招。

减胀妙招

早开奶、勤哺乳。尽早疏通乳腺管，尽早排出乳汁；如果宝宝的吃奶量太少，没有吸空乳房，可以用手或者吸奶器把奶挤出来。

佩戴合适的哺乳文胸。哺乳期的乳房较为敏感，需用纯棉质地、透气、吸水性佳、有一定的承托力的哺乳文胸，将乳房托起，以利于乳房的血液循环，从而减轻乳房肿胀。

请专业催乳师疏通乳房。专业的催乳师采用中医推拿手法来达到催乳、增加奶量、缓解乳汁淤积、解决乳房胀痛的目的。

专家提醒：按摩时，一定要注意推拿手法，不要用力量过大，否则可能导致乳房疾病。请慎重选择催乳师。

热敷。哺乳前，用毛巾热敷乳房，也可以从周围热敷。然后，向乳头方向用手轻轻按摩乳房，促进乳汁流通。

如果上述妙招都不能减轻乳房肿胀，需要及时到医院就诊。

堵：乳管堵塞、乳腺炎

乳管堵塞

乳管堵塞实际上是乳腺炎的最早期症状，通常都是宝宝吸奶不充分造成的。

乳管堵塞症状

乳管堵塞时，乳房出现疼痛点或者硬块，但是不会引起妈妈发烧。发生的原因是某处乳管没有完全疏通。

有些妈妈会发现自己的乳头上有小白点，这是乳管被生长的皮肤细胞阻塞造成的。

注意：如果乳房堵塞部分后方压力增大，就会引起堵塞周围的软组织发炎，严重时引起发烧以及流感似的症状（疲倦、酸痛等），这时就发展为乳腺炎了。

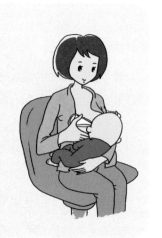

哺乳期乳管堵塞一般有两种情况

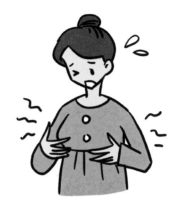

一种情况：不是乳管本身堵塞，而是乳
　　　　　管周围的组织发炎，挤压到
　　　　　了乳管。

另一种情况：也就是真正的乳管堵塞。
　　　　　　通常发生在开始哺乳的几
　　　　　　周或几个月内。

乳腺炎

　　乳腺炎是哺乳期女性最容易发生的一种病，危害较多。初期时，乳房肿胀疼痛，给宝宝哺乳时疼痛感更强，之后乳房会有肿块，并伴有发热等症状。

乳管堵塞与乳腺炎的关系

　　如果乳汁分泌的速度总是比宝宝吃奶的速度快，乳汁因此总是不断地"倒回去"，就会造成乳汁被迫进入乳腺组织，并导致乳房炎症，出现发红、发热和疼痛等症状，这仍属于乳管堵塞。

　　如果乳汁进入了血液，妈妈就会好像得了流感，还会发热。这就是乳腺炎的症状了。

乳腺炎前兆

如果妈妈在喂奶过程中不只感到乳头疼，并伴随着乳房肿胀疼痛，给宝宝喂乳时疼痛感更强，甚至有肿块，还发热，那么，这可能是患乳腺炎的前兆。

乳腺炎危害较多，出现乳腺炎症状后，应立即停止哺乳，去医院就医。乳腺炎如不及时治疗、控制，病情会加重，给妈妈带来更大的病痛。

乳腺炎的治疗方法

Skill 1　　排空乳房。治疗时首先要顺畅排出乳汁，不要让乳汁长时间滞留在乳房内。这一点特别重要。可以让宝宝多吸奶，也可以用手挤。

Skill 2　　医生指导。乳腺炎的治疗方法有多种，不管选择使用什么方法，都需要医生指导。通过正确的治疗，才能尽快地康复。

Skill 3　　手术治疗。若病情到后期出现严重脓肿，要到医院通过手术引流，排出脓液，病情就会逐渐好转。若治疗不当，容易引起并发症。

预防乳管堵塞和乳腺炎的方法

一、一定要让宝宝有效地吮吸乳汁。

二、在乳管刚刚出现堵塞时就赶快采取行动解决，而不要任其发展为乳腺炎。

乳腺脓肿、乳头念珠菌感染

乳腺脓肿

乳腺脓肿是由涨奶、乳腺炎或乳管堵塞发展而来的，就像皮下长的疖子。

如果你的乳房有肿块，肿块部位有疼痛感，而且也没有随着乳管堵塞和乳腺炎的治疗而好转，那么多半就是乳腺脓肿。

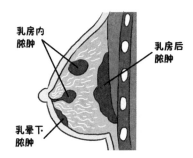

乳房内脓肿

乳房后脓肿

乳晕下脓肿

乳腺脓肿的治疗方式

① 乳房深处的脓肿要用乳房超声波才能探测到，通常需要手术引流和抗生素治疗。

② 用热毛巾敷感染的部位，也能起到一定的缓解作用，还可以继续用未感染的那侧乳房为宝宝哺乳。

③ 根据脓肿的位置和程度，医生会判断感染的那侧乳房是否可以喂奶。

④ 无论是让宝宝吮吸，还是使用吸奶器，都要排空感染的那侧乳房。

⑤ 如果必须手术，可以让医生将手术的切口开得离乳晕远些，手术后能让宝宝很快吃到奶。

乳头念珠菌感染

念珠菌是一种真菌，喜欢温暖、潮湿、黑暗的环境。如果哺乳期间乳头疼痛，并伴有下列任何一种症状，就有可能感染了念珠菌。

乳头念珠菌感染症状

1. 乳头极其疼痛，并伴有发痒、发红的症状。

2. 宝宝生了鹅口疮，或者出现了念珠菌尿布疹。

3. 经历一段时间无痛喂奶后，出现乳头疼痛。

4. 通常治疗乳头疼痛的方法都不管用。

※ 念珠菌感染常在抗生素治疗后出现。

预防、治疗轻微乳头念珠菌感染

1. 每天吃酸奶，选择含活性菌多的品牌奶，或自制酸奶，但要保证菌群的活跃性。

2. 让乳房暴露在阳光下，胸罩洗后也尽量在阳光下暴晒。

3. 喂奶后让乳头自然晾干。

4. 穿全棉质地的胸罩，有条件的话，适当给胸罩消毒。

5. 可以以1∶1的比例，调配醋水，用来冲洗乳房，一天可以冲洗几次。

6. 注意哺乳卫生，彻底对奶瓶、奶嘴、吸奶器，以及任何与乳房接触的东西进行消毒。

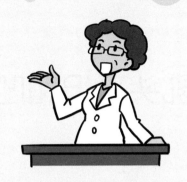

专家 诊室

Q 我是剖腹产，前两天没喂奶，结果乳房又红又肿，好痛苦。宝宝还拒绝吮吸，我应该怎么办？

A： 这种情况比较常见。前几天我还遇到了这样的病人。剖腹产后 5 天，双侧乳房硬得像石头，又红又肿，一碰就疼得叫出声来。剖腹产的妈妈手术后的伤口比较疼，她以为自己奶不多，就没有让宝宝频繁吮吸；同时为了下奶，又喝了不少汤汤水水，结果使得乳房胀痛。

这时候只要体温正常，没发展到乳腺炎的程度，那及时排空乳房，就能缓解了。排空乳房最有效的办法是让孩子多吮吸。因为乳头和乳晕部分淤滞乳汁，很硬，乳头又肿大，所以宝宝含乳困难，吃不到母乳，自然又哭又闹，拒绝吃奶。

那怎么办呢？可以先热敷，热敷后按摩硬结，然后让宝宝吸。避免宝宝含乳困难，可以先挤出乳晕下方的一部分乳汁，使乳晕变软，方便宝宝含住乳头和乳晕。如果宝宝吃不完，再用吸奶器吸出多余乳汁。还有，这段时间不要再吃汤汤水水的东西。

乳头平坦和凹陷

乳头平坦、内翻或内陷的妈妈，很难让宝宝含住乳头和乳晕，更别说吸出乳汁了。要想取得母乳喂养的成功，必须掌握正确的哺乳姿势。

乳头缺陷妈妈哺乳

妈妈若乳头扁平，或为脐状，要每次将乳头轻轻拉出，送入宝宝口中，待其能含住乳头并能吮吸，即告成功。宝宝饥饿时可先吮吸平坦程度或内陷程度较小一侧的乳头。

乳头平坦、内翻或内陷妈妈的哺乳姿势。妈妈与宝宝均取舒适的体位，让宝宝身体转向妈妈，紧贴妈妈身体，宝宝的嘴与乳头处于相同水平。妈妈一手托住宝宝，另一手挤捏乳房，使乳头凸出来，让宝宝吮吸（宝宝吮吸方法如前文所示）。吮吸成功后，仍要挤捏乳房不松开，直到此次哺乳结束。

乳头凸出练习

伸展练习：将乳头往左右两侧拉伸，触及乳晕皮肤及皮下组织，使乳头向外凸出，重复多次；随后，再将乳头上下纵向拉伸。此练习每日2次，每次5分钟。

牵拉练习：用一手握住乳房，另一手的拇指和中、食指抓住乳头，向外牵拉。此练习每日2次，每次重复10～20下。

常清洁、勤吮吸

哺乳期是女人乳房一生中最特殊、重要的时期，做好哺乳期乳房护理，对妈妈及宝宝都有好处，不仅能确保乳房组织的健康，还保证乳房泌乳通畅。

乳房护理要常清洁、勤吮吸

- **常清洁，保持乳房卫生**

  乳头表面的积垢和痂皮，要用植物油（橄榄油、麻油、豆油）或矿物油（石蜡油）外敷，变软后，再用温和的乳液和热水做彻底清洁。在授乳前后都要用温开水清洗乳头和乳晕，保持局部的清洁和干燥。

- **常吮吸，养成良好的哺乳习惯**

  喂奶的次数和时间要有规律，让宝宝勤吮吸，每次喂奶 10 ~ 15 分钟。

  要排空乳房，以防乳汁滞留引起乳房结块，预防乳腺炎的发生，而且促进乳汁分泌。

如何防止乳房一大一小

每次给孩子哺乳时，需要吃完一侧再吃另一侧，下次喂奶，再轮换。若这次宝宝先吸了左侧，下次吃奶时，就要先吸右侧。这样让每侧都有排空的机会，以保证泌乳均等、两侧乳房大小一致。如果总是先吃一侧，那么，这一侧的泌乳量就越来越多，乳房就会越来越大，造成双侧乳房大小不一。

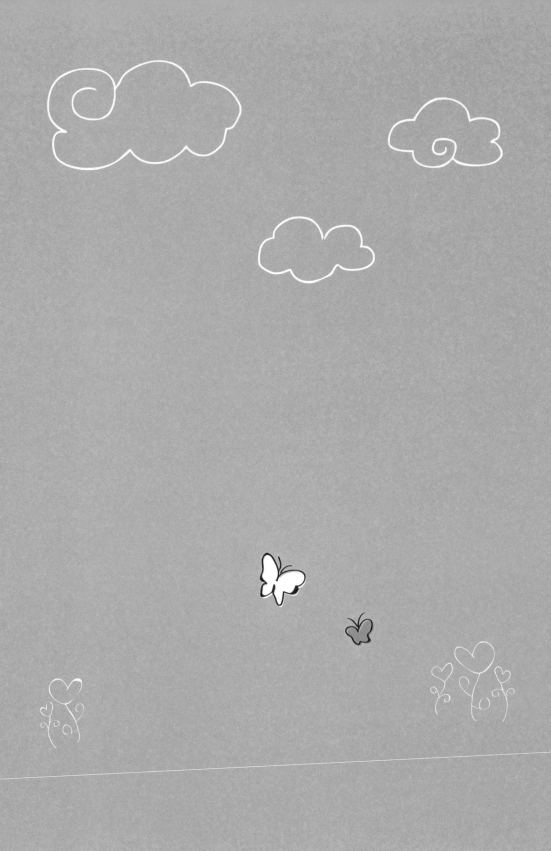

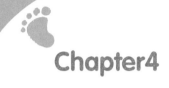

Chapter4

简单有效的乳房按摩
护航母乳喂养

通乳按摩

　　乳房按摩能促进泌乳通畅，保证乳汁充足，能简单有效地避免乳房堵塞和乳汁匮乏。乳房按摩包括早期的催乳按摩和后期的通乳按摩。其中通乳按摩又分为两种情况：一是，产后最初几天的通乳按摩；二是，母乳妈妈在哺乳过程中，遇到涨奶疼痛或乳房结块的通乳按摩。

通乳按摩

　　通乳也叫作通奶，是指通过通乳按摩使产妇泌乳充足的一种方法。

　　在产妇分娩 72 小时后，产妇一般会有双乳满涨、出现硬结、感到疼痛的情况，这也是下奶的预兆。

　　此时，通乳按摩非常关键，能有效疏通乳腺管，有助于打开本来粘连、闭合、扭曲的奶管，达到奶管通畅的效果。这不但能促进产妇加速泌乳，而且能预防乳腺炎等乳房疾病。

　　现在我国的妇幼保健院或某些医院的妇产科也都有专门的通乳师，会在产后 24 小时内和产后第 3 天给产妇各按摩 1 次。

● 通乳按摩的原理

　　通乳按摩是点、按、揉、拿等中医按摩手法相互配合的物理疗法，能疏肝健脾、理气活血、舒筋通络、调节脏腑功能，促进乳房局部毛细血管扩张和通透，加快血流速度，改善乳房血液循环，促进乳汁的分泌和排出。

Step1　清洁乳房

　　洗净双手，用毛巾蘸温水（水温 40 ~ 50℃），清洗乳头和整个乳房。

　　然后用润肤油软化乳头上的乳痂。注意动作轻柔。

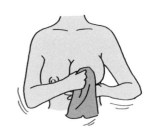

Step2　热敷乳房

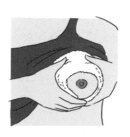

　　将湿热的长毛巾拧干后，横向对折成"一"字形，敷在乳房上，围成圈，中间露出乳头。

　　毛巾温度以产妇感觉舒服为度。毛巾冷却后，重复以上步骤，共持续热敷 5~10 分钟。

Step3　乳头运动

　　用橄榄油或专业的乳房护理油均匀涂抹双手，一手压住乳晕，另一手拇指、食指、中指轻轻抓住乳头慢慢地向上下左右 4 个方向牵拉。

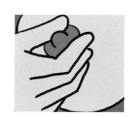

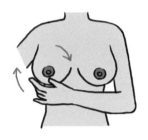

Step4 乳腺管疏通护理

　　双手轻握乳房，手指沿乳房四周顺时针方向转圈，然后轻轻握住乳房，向乳头方向梳理挤压，至乳头时，挤压一下乳头。

　　如此连续做几次。

Step5 乳房底部的按摩

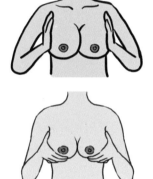

　　① 把乳房往中间推，尽量让两个乳头靠近。

　　② 一手大拇指放到腋下，其余的手指托住一侧乳房，另一手也放到另一侧乳房上，用两只手把乳房包住，然后像是在揉面团似的，顺时针方向揉动乳房。

　　此时乳房若有硬块或胀痛，可把硬块揉散、揉软。

Step6 吸出乳汁

　　这是通乳最重要，也是最关键的一步。使用吸奶器能够疏散乳腺硬块，促使乳汁稳定分泌。每当妈妈感觉到涨奶时，都应当将乳汁吸出。

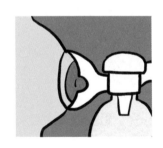

催乳按摩

　　很多时候妈妈的母乳量达不到宝宝的需求，于是，妈妈们会借助一些物理疗法，促进母乳的分泌。产妇催乳按摩就是其中比较流行的一种。

按摩乳头催乳法

催乳法步骤

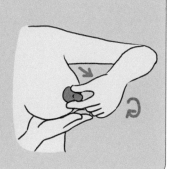

① 一只手托住乳房，另一只手轻轻地挤压乳晕部分，让其变得柔软。

② 拇指、食指和中指三根手指夹起乳头，轻轻向外拉。

③ 三根手指夹起乳头，一边轻轻挤压，一边旋转乳头，可以转 360°。

乳房底部按摩法

　　操作见上一节通乳按摩法，该按摩方法有利于婴儿轻松吮吸乳汁。

嘴巴按摩法

刚开始，新手妈妈们一定不要因为没有乳汁就不让宝宝吮吸奶头，应该让他多多接触乳头，让宝宝渐渐地学着靠自己的力量吮吸，同时也起到催乳的作用。

利用宝宝的吮吸力

奶水越少，越要增加宝宝吮吸的次数。由于宝宝吮吸力度较大，正好可借助宝宝的嘴巴来按摩乳晕。

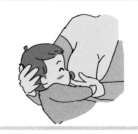

专家提醒

① 别过度用力挤压乳房
乳房中有很多细小的乳腺，过于强烈的挤压会引起乳腺炎、乳房肿块等疾病。

② 不要用力压迫乳房外侧
乳房外侧残留奶水比较多，是乳腺炎等乳房疾病的多发地带，如果使劲压迫乳房，会加重乳腺组织的损伤。

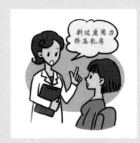

③ 不是任何情况都适合热敷
奶水量比较少的话，适合用热毛巾对乳房进行热敷；如果乳房严重胀痛或乳管堵塞，热敷反而会加重炎症。

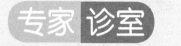 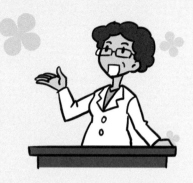

Q 有什么见效快的办法使奶结消失吗？

A： 疏解奶结主要先热敷，然后按摩，再用吸奶器吸。产后的三四天，乳汁分泌增多，疼痛度也加大了，这时的按摩及乳汁排空是非常重要的。解决方法着重在热敷及按摩力道的加强上，按摩可以疏通深部的乳腺管，减少奶结产生。

Q 宝宝还在吃母乳，我最近浑身酸痛，能不能拔罐？
拔罐后能不能给宝宝喂奶？

A： 拔罐是一种物理治疗，一般不会影响哺乳。但拔罐的时候最好告知操作师你在哺乳期，让他们注意穴位。当然，建议在专业的医疗单位进行拔罐治疗。

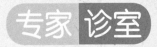 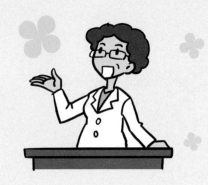

多按摩多发堵点，预防乳腺再度堵塞

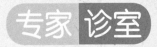 **疏通了又堵怎么办？**

A：有的人母乳喂养进行得特别顺利，孩子出生几个小时就下奶，两三天工夫就跟孩子有了很好的配合，产奶量能满足孩子的需求，而且孩子增重也符合标准。但是，有的人就特别不顺利，孩子出生后，不管喝多少汤汤水水就是不下奶，请了通乳师，好不容易催来奶了，又遇到奶涨奶结，于是又请通乳师。

但是，经过一番折腾，好不容易疏通了，没两天就又堵上了。

我就遇到过一位整个哺乳期反反复复得乳腺炎的妈妈。她的孩子刚刚3个月，奶水特别多，每天要吸好多次奶，但还是涨奶，还发烧。甚至有一次，离上一次复发只隔了半个月，而且硬块总在老地方出现。

初产妇容易反复患乳腺炎

感染急性乳腺炎需要两个条件：一是堵而不通，乳腺管有堵点；二是乳头有伤口。得急性乳腺炎的一般都是初产妇，她们开始哺乳时，没有掌握正确的哺乳姿势，不会喂孩子，让孩子吸破了乳头。因为不会喂奶，有些乳腺管一开始就没有疏通好，所以有堵点。虽然请了通乳师，暂时疏通开了，但这个堵点就跟我们早晚高峰的交通堵点一样，稍有不慎，还是会堵。

勤快的妈妈逃离乳腺炎

反复堵的妈妈就会发现，每次的乳房硬块都会出现在同一个地方。这其中自然有身体条件的原因，比如那个地方的乳腺管就是比较细。但也存在一些护理疏忽的因素，比如吃得太油腻了，导致奶水脂肪含量高。有的人在通乳的时候，会看到通乳师揉出沙子一般的东西，那就是堵住乳腺管的脂肪。通乳师揉出了一部分，可能还会残留一部分。这时候就需要妈妈平时勤快点，喂奶的时候也不要闲着手，在容易堵的地方轻轻揉一揉，借助孩子吃奶的吸力，彻底地疏通堵点。

妈妈们不需要每次喂奶都揉，平时两三天揉一次，同时，兼顾饮食均衡，护理好乳头的伤口，穿宽松衣服，以远离喂奶的堵和疼。

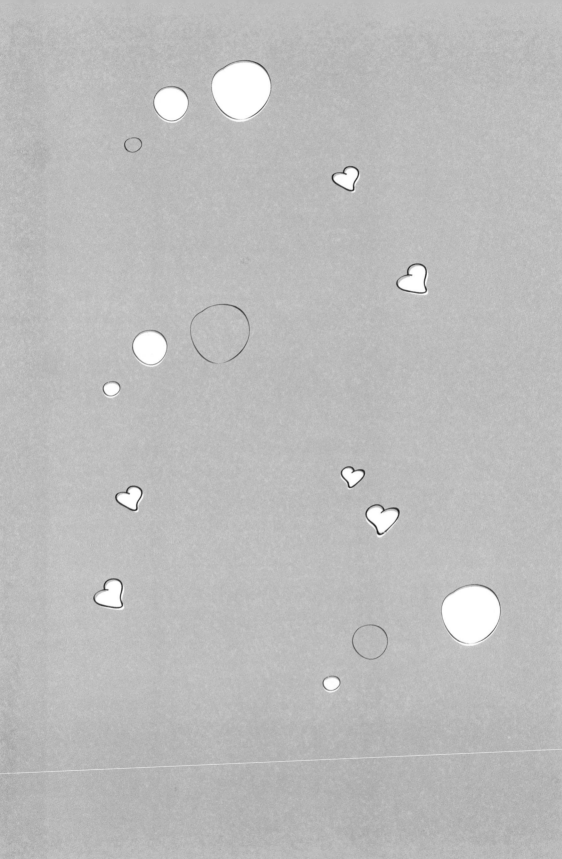

Chapter5

科学饮食打造优质母乳

哺乳期需要的营养素

处于哺乳期的妈妈，一方面需要修复怀孕、分娩时的身体损耗，另一方面还要分泌乳汁喂养宝宝，所以需要合理饮食，保证营养及时摄入。

哺乳期妈妈必需的营养素

1. 热量

乳汁是由妈妈体内的热量转化而来的。据研究，每合成 100ml 乳汁约需 380 千焦的热量，如果哺乳妈妈每天分泌 800ml 乳汁，每天则需额外补充 3000 千焦的热量。而且，哺乳妈妈的新陈代谢会比正常人快一些，需要的热量会更多。

2. 优质蛋白质

母乳中蛋白质的含量通常为 1.2%。为了维持乳汁中蛋白质、氨基酸含量的恒定，促进乳汁分泌，哺乳妈妈每天应摄入充足的优质蛋白质 20 克。

3. 碘

碘一直被国人认为是"智力元素"，对婴幼儿脑神经的生长发育和智力提高十分重要。由于哺乳妈妈基础代谢率和热量消耗增高，所以应增加碘的摄入。

世界卫生组织等国际组织建议哺乳妇女每日碘摄入量应不低于 200 微克。

4. 钙

哺乳期间，若妈妈摄入的钙量不足，母体骨骼组织中的钙就会被动用，补充到乳汁中去。久而久之，妈妈就会因缺钙而患骨质软化症，出现腰酸腿痛、牙齿松动等现象。

哺乳期间，妈妈每天须通过膳食摄入钙 1200 毫克。为此，妈妈应增加奶类等含钙丰富食物的摄入量，同时补充维生素 D，多晒太阳，以增加钙的吸收和利用。

5. 铁

一般孕妇从怀孕中、后期就开始补充铁剂，预防贫血，为分娩和哺乳做准备。所以，产后的妈妈很少有缺铁的。宝宝 6 个月大后，从母体中带来的铁基本消耗掉，就需要从食物及母乳中获得足够的铁，所以哺乳妈妈应多补充铁。我国提出的标准是，哺乳妈妈铁的摄入量为每日 28 毫克。

6. 锌

锌与婴儿脑神经生长发育，以及免疫功能建立的关系非常密切。它还能提高哺乳妈妈对蛋白质的吸收利用率，所以哺乳妈妈应该多吃一些富含锌的食品，如各种海产品。我国推荐的哺乳妈妈锌摄入量为每日 20 毫克。

7. 脂肪

脂肪是人体必需的重要营养元素之一，也是很多脂溶性营养物质的载体，特别是植物性脂肪。

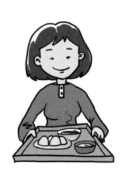

对哺乳期妈妈来说，脂肪的摄入量应该比正常人多 20％。

长期以来人们对脂肪有所误解，认为脂肪是导致肥胖的罪魁祸首，其实使人发胖的不是脂肪，而是糖类。

8. 各类维生素

维生素 A

哺乳妈妈应补充维生素 A 等多种维生素，以保证母体健康和促进乳汁分泌。中国营养学会建议哺乳妈妈每日维生素 A 的摄入量为 360 微克。

维生素 D

维生素 D 有利于钙的吸收和利用，哺乳妈妈必须多晒太阳，补充鱼肝油，或服用维生素 D 制剂。

维生素 B

哺乳妈妈缺乏维生素 B_1 易患脚气病，也易使婴儿患脚气病，故补充维生素 B_1 也很重要。从膳食转为乳汁的维生素 B_1 仅为 50%，所以哺乳妈妈还宜适当增加维生素 B_1 的摄入量。

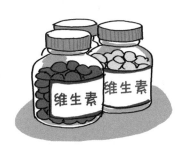

中国营养学会建议哺乳妈妈每日维生素 B_1 的摄入量为 2.1 毫克。

---

9. 水

水同乳汁的分泌有着密切关系，水摄入不足，乳汁的分泌就会减少，因此，坐月子要多喝汤，多喝水，以补充乳汁中的水分。

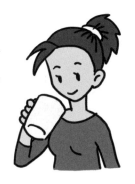

牛奶、动物内脏、大豆、鸡汤、猪蹄汤、新鲜鱼汤等，此类食物对母乳分泌很有好处，产妇可大量食用。另外，妈妈每天要保证喝 6~8 杯白开水。

哺乳期间，避免摄取的食物

抑制乳汁分泌的食物

韭菜、麦芽、人参等。

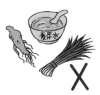

有刺激性的食物

葱、姜、蒜、辣椒、酒、咖啡及酒精等不宜食用。

香烟

香烟中的尼古丁会进入乳汁，被宝宝吸收，因此，哺乳期妈妈最好能戒烟，并避免吸入二手烟。

药物

如果妈妈在哺乳期间生病，要主动告诉医生自己在哺乳期，并遵医嘱用药，能不用药尽量不用。

易致敏的食物

母乳喂养致宝宝过敏，往往与哺乳妈妈饮食不当有关。对于海鲜等易使宝宝过敏的食物，妈妈在哺乳期要避免食用。

垃圾食品

油炸食物、膨化食品等不易消化，且所含热量偏高，应避免食用。

油腻食物

哺乳妈妈饮食过荤，可能导致宝宝腹泻。

饮食催乳，避开误区

有很多妈妈们生怕宝宝出生后挨饿，总希望自己能够多多产奶，千方百计地想办法催奶。于是不少新手妈妈开始在饮食上下功夫，大补特补，反而陷入了催奶误区。

有催乳效果的食物

小米粥

1. 富含维生素 B。维生素 B_1 的含量位居所有粮食之首。

2. 有一般粮食所不含的胡萝卜素，每 100 克小米的胡萝卜素含量达 0.12 毫克。

3. 含糖也很高，每百克含糖 72.8 克，产热量比大米高许多。

小米粥营养价值极高，有"代参汤"之美称。在我国北方，许多妇女在生育后，都用小米粥加红糖来调养身体。因此，对于产妇来说，小米粥可以说是最理想的催奶品和滋补品。尤其是在冬春季，小米粥更适于产妇食用。

丝瓜络

丝瓜络是一种中药材，多呈长棱形或筒形，又称丝瓜壳、丝瓜筋，味甘，性寒，有通经行络和凉血解毒的作用。

当出现乳腺炎症，下奶时有包块，出现乳汁分泌不畅时，中医常常会建议将丝瓜络放在高汤内炖煮，还可用丝瓜络与鲫鱼、猪蹄、海带等煲汤，用来催乳。

通草

通草是一种临床常用中药，有清热利湿、通气下乳之效。《滇南本草》认为，通草能"明目退热、催生、下胞、下乳"。

产后气血不足、乳少、乳汁不通者，可与猪蹄、穿山甲、川芎、当归等搭配，以增"补虚下乳"之功。

花生

花生可用于治疗脾虚反胃、水肿、妇女白带、贫血及各种出血症，对肺燥咳嗽、干咳久咳、产后催乳等病症，也有一定效果。

花生所含的钙、铁对产后妈妈和宝宝都非常有益。花生衣具有抗纤维蛋白溶解、增加血小板含量并改善其功能、加强毛细血管的收缩机能、改善凝血因子缺陷等作用，并含少量纤维素。

花生具有良好的止血作用，能加快血肿消退，可用于治疗各种内外出血症状，特别是与猪蹄一起炖汤，会有很好的催奶效果。

黑芝麻具有补肝肾、益精血、润肠燥等功效。

现代药理研究表明，黑芝麻含有多种人体必需的氨基酸，能加速人体的代谢功能；黑芝麻中含有的铁和维生素 E 是预防贫血、活化脑细胞、消除血管胆固醇的重要成分。

妈妈产后吃黑芝麻可催乳、补气血。

茭白富含蛋白质、维生素 B_1、维生素 B_2、维生素 C，以及多种矿物质，是江南一带的名菜。

医学认为，茭白性味甘冷，有通便和催乳功效。将茭白与猪蹄、通草等同煮，有较好的催乳作用。

※ 茭白性凉，脾胃虚寒的产妇不宜多食。另外茭白含较多难溶性草酸钙，尿路结石患者也应注意不要吃太多。

催乳饮食误区

 产后体虚多吃老母鸡

鸡肉是优质蛋白的最佳来源，鸡汤是营养价值高的补品，所以很多新妈妈在产后感到虚弱时，特别是在剖腹产后，会多吃老母鸡来帮助身体恢复。

导致后果

分娩后，新妈妈肠胃功能较弱，这个时候是不能吃太过油腻的食物的。老母鸡脂肪含量较高，不易消化，而且老母鸡所含的雌激素会抑制体内催乳素的分泌，不适合产后马上给新妈妈吃。

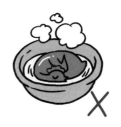

正确做法

这个时候，可以给新妈妈提供一些易消化的流质或半流质食物，如虾仁煨面、红薯稀饭等，能帮助新妈妈更快恢复分娩过程中消耗的体力，以及缓解哺乳所引起的体虚。

误区二　催乳补品，来者不拒

对于刚完成分娩的妈妈来说，有些会引起"回奶"作用的食物不宜在哺乳期食用。比如，含有麦芽成分的食物——麦片。另外，红枣桂圆汤等食物，不利于子宫收缩、复原，以及恶露排出。

误区三　刚生完，喝浓浓的催乳汤

新妈妈生完宝宝后，消耗了大量体力和精力，身体非常虚弱，又马上面临喂哺小宝宝的重任。很多人都以为这时的妈妈要大补，于是源源不断地给她喝各种营养丰富的汤水。

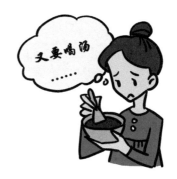

又要喝汤……

导致后果

在宝宝没有充分吮吸妈妈的乳房，乳腺管尚不通畅时，过早地饮用大量的"下奶汤"，常常会导致乳汁淤积、乳房胀痛，甚至导致乳腺炎，出现发热症状。

正确做法

产后头两天，乳汁分泌不太多，应该先让宝宝多多吮吸。这样一方面让宝宝熟悉妈咪的乳房，获得含有丰富免疫物质的初乳，促进乳汁早分泌；另一方面，可促进宝宝尽早排尽胎便，减少早期黄疸的发生。

产后的一两天内，宜喝些清淡的汤，既能迅速恢复体力，又能很好地保证乳汁的分泌。待产后第 3 天大量分泌乳汁，再喝催乳汤也不迟。

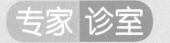

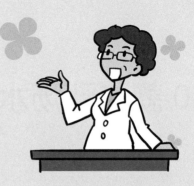

哺乳的妈妈饮食不宜过荤

现在，我们的围产期检查做得很好，尤其是在大城市，整个孕期有十几次产检，很多危险都被消灭在了萌芽状态，医院对产妇的体重管理也很科学。

我发现，有的妈妈在孕期没怎么增重，反而产后坐月子胖了一大圈，身材都走了样。为什么出现这样的状况？几乎所有妈妈的回答都是："母乳喂养吃出来的呗。"母乳喂养就必须把自己吃成个大胖子？而且这样的饮食未必宝宝就能受用。

有不少吃母乳的孩子发生腹泻，去医院一检查，不是肠炎，没有感染细菌，但是化验大便常规结果却是脂肪球"＋"，甚至有两个"＋"。孩子还没有添加辅食，是纯母乳喂养，那么，孩子大便中的脂肪球从哪里来的？自然是来自母乳。

婴儿消化能力有限，如果吃的东西超过了他的消化承受能力，就会发生腹泻。如果妈妈乳汁内所含有的营养成分过高，比如脂肪过多，就会让宝宝发生腹泻。我们称之为"生理性腹泻"，只需要停喂一段时间母乳就会没事了。

所以说，即使是母乳喂养，妈妈也不必每天大鱼大肉，只需保持食物的多样性，科学饮食，均衡摄取各种营养素。否则，自己抱着奉献精神，不管不顾，吃得身材走样，孩子肠胃却还受不住，老拉肚子，那就真是得不偿失了。

10 款催乳汤水

催乳汤又名催奶汤、下奶汤。奶水不足时,食用催奶汤有调理气血、疏肝理气、通畅乳腺的功效,可消除淤滞,增加母乳的分泌。

下面这10款催乳汤既有利于产妇身体的恢复,同时又有很好的催乳作用。

①　通草鲫鱼催乳汤 --

原料:活鲫鱼1条(约2~3斤)、通草8克。

制法:将鲫鱼收拾干净,然后加入通草,煮成鲫鱼汤。食用时吃鱼喝汤,每天喝2~3次,连喝3~5天,不要放太多盐。

功效:鲫鱼利水、通乳,通草通气下乳,放在一起煮汤,在催乳的同时,还有助于产后恢复。

2 丝瓜仁鲢鱼催乳汤 ---

原料：活鲢鱼1条、丝瓜仁若干。

制法：鲢鱼收拾干净，然后与丝瓜仁一同熬煮成汤。

　　　※ 吃时可以少放些酱油，但是最好不放盐。每天喝1次，连续喝5天。

功效：丝瓜仁和鲢鱼都有补虚、理气、通乳的功效。此汤对血虚引起的奶
　　　水不足有一定的效果。

3 通草猪蹄催乳汤 ---

原料：新鲜猪蹄1只、通草3克。

制法：新鲜猪蹄收拾干净，与通草一同煲汤。

　　　※ 此汤煲得越久越好，最好煲超过4小时。

功效：猪蹄含有丰富的蛋白质、脂肪，具有较强的补血活血作用；通草利
　　　水通乳。两者一起食用不仅有很好的通乳效果，还可促进产后尽快
　　　康复。

4 棒骨催乳汤 ---

原料：新鲜大棒骨500克、通草6克。

制法：洗净棒骨，放在锅里，加上清水（水量根据个人需求而定），与
　　　通草一同在锅里煮1～2小时，淋入少许酱油。一次喝完，连续喝
　　　3～5天。

功效：大骨具有补气、补血、生乳的作用，加通草后催乳效果更强。

⑤ 木瓜花生大枣汤 --

原料：木瓜750克、花生150克、大枣5颗、方糖2块。

制法：①木瓜去皮、去核、切块。

　　　②将木瓜、花生、大枣和8碗水放入煲内，放入方糖，待水开后，
　　　改用文火煲2小时即可饮用。

功效：部分妇女产后会有乳汁分泌不足问题，产妇要增加乳汁，可煲木瓜
　　　花生大枣汤饮用。这款汤水对增加乳汁有显著效用。

⑥ 甜醋猪蹄姜汤 --

原料：生姜2块、猪蹄2只、甜醋100克、冰糖若干。

制法：①猪蹄去毛后斩成小块，用滚水煮5分钟，捞出洗净。

　　　②将生姜刮皮、拍裂，连同猪脚放入煲中，加水足量，加甜醋。

　　　③煮滚后，改用文火煲2小时，下冰糖调味即成。

功效：产后血虚、食欲减退、手脚凉，可用生姜、甜醋煲猪蹄汤饮用。此
　　　汤可增进食欲，兼顾健胃散寒、温经补血，是产妇最佳滋补汤水。

⑦ 王不留行炖乌鸡汤 --

原料：乌鸡1只、王不留行5克、当归3克。

制法：将上述原料同炖即可。

功效：当归为中医补血调经之圣药，王不留行能行血通经，乌鸡可滋补肝
　　　肾、益气补血、滋阴清热。此汤可助产妇恢复身体，促进乳汁分泌。

❽ 黄芪炖鸡汤 ---

原料：黄芪50克、枸杞15克、红枣10颗、母鸡1只、葱1棵、生姜2片、盐
　　　和米酒适量。

制法：①黄芪放入滤袋内，母鸡洗净、氽烫、冲凉、切块，葱切段备用。

　　　②加入清水，小火焖炖1小时后，加盐、米酒即可食用。

功效：黄芪性甘温，补气健脾，益肺止汗，可补气生血，从而化生乳汁；
　　　枸杞常用于治疗产后乳汁缺少和产后虚汗，补虚固表；母鸡性甘
　　　温，能够温中健脾、补气益血。此汤适用于产后体虚、面色萎黄、
　　　乳汁过少、易出虚汗等症。

❾ 赤豆鲤鱼汤 ---

原料：鲤鱼1条(重约500克)、赤小豆50克。

制法：①鲤鱼去鳞、鳃及内脏，清洗干净，切成三四块。

　　　②赤小豆淘洗干净，浸泡2小时。

　　　③将泡涨的赤小豆用清水煮至七成熟，加入鲤鱼块，用文火煮至烂
　　　熟，不加调料，食肉饮汤。

功效：产前安胎消肿，产后通乳下奶，主要用于产后乳少症。

❿ 乳鸽银耳汤 --

原料：乳鸽1只、银耳10克、瘦肉150克、蜜枣3个，盐少许。

制法：①将乳鸽切块，切去脚，与瘦肉同放入滚水中，煮5分钟，取出过
　　　　冷水，洗净。

　　　②银耳用清水浸至膨胀，放入滚水中煮3分钟，取出洗净。

　　　③把适量清水煲滚，放入乳鸽、瘦肉和蜜枣，煲约2小时，放入银
　　　　耳再煲半小时，下盐调味。

功效：此汤具有滋补活血的作用。鸽肉味咸、性平、无毒，具有滋补肝肾
　　　之效用，可以补气血，还可治疗恶疮、久病虚羸、消渴等症。银耳
　　　能提高肝脏解毒能力，起到保肝作用。

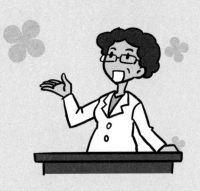

专家 诊室

Q 哺乳期吃得比较油腻，能喝工夫茶解腻吗？

A：最好不要喝。茶中含有咖啡因，会通过乳汁进入婴儿体内，摄入量过多时会影响孩子的睡眠，进而影响孩子的健康。同时浓茶会影响铁质的吸收，而刚分娩的产妇因流血过多而缺铁。茶里面还含有大量的高浓度鞣酸。这些鞣酸被黏膜吸收后，通过血液循环，会抑制乳腺的乳汁分泌，甚至造成奶水不足。

尤其不要喝大麦茶，因为大麦茶是回奶的。其实，哺乳期不需要吃得特别油腻，均衡饮食，会更健康。

Q 产后我就开始喝各种下奶汤，都喝得想吐了。不想喝的时候，老公就说我不为宝宝着想，不是个负责任的妈妈。下奶就必须喝下奶汤吗？

A：其实，饮食对母乳的影响是长期的，妈妈的身体会优先把食物中的营养通过乳汁供给宝宝，只有长期缺乏营养，奶水才会没营养。我觉得，哺乳期的妈妈不必纠结于某一种营养，只需要科学饮食，营养均衡。哺乳期吃得过于油腻，会不利于后期的减重。当然，哺乳期也不能长期吃素，否则肯定会影响乳汁的营养。

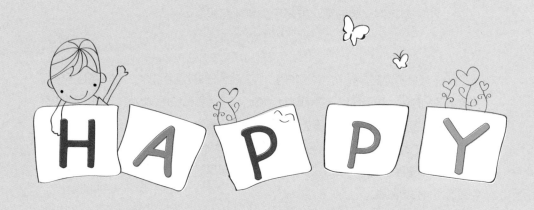

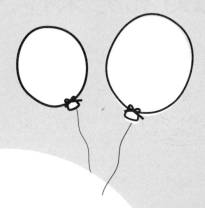

Chapter6

母乳妈妈爱美丽

做好乳房保养，防止变形

哺乳期是乳房最特殊而重要的时期。母乳喂养不仅能给宝宝提供最佳的粮食，对于产妇来说，也可以重塑胸形。只要哺乳姿势和方法正确，哺乳期间注意乳房保养，护胸、健胸方法得当，不仅可以维持乳房原貌，还可以使乳房变得更加丰满、结实。

养成良好的哺乳习惯

◆ 喂奶的次数和时间要有规律。

◆ 两侧乳房轮流哺乳，防止造成双侧乳房不对称。

◆ 每次喂奶后排空吮不完的乳汁，这既能预防乳腺炎的
　 发生，还有利于乳汁分泌。

避免乳头皲裂

◆ 哺乳时，别让宝宝过度牵拉乳头，也不要让宝宝含着乳头入睡。

◆ 每次哺乳前后，用温开水清洁乳头和乳晕。

◆ 如果乳头破损，可用吸奶器吸出乳汁，用奶瓶喂食，或将钟形吸奶
　 器置乳晕上，让宝宝间接吮吸，让破损的乳头尽快愈合。

选择合适的胸罩

◆ 哺乳期乳房会变得非常丰满，一般女性会比平时大两个罩杯，乳房自身的重量也会骤增。合适的胸罩可托起乳房，减轻乳房韧带的拉伸，防止乳房下垂。

◆ 哺乳期乳头常有乳汁溢出，应选用宽松、质地柔软、吸水性能好的胸罩，以避免乳头与硬物摩擦造成损伤。

另外，胸罩不宜与其他衣服一起清洗，最好用内衣专用洗衣液单独洗。

避免外力挤压，注意睡姿

◆ 不要挤压。产后，乳房内部软组织比较脆弱，易受到损伤，并引起内部增生；外力挤压能改变乳房外部形状，使高耸的双乳下塌、下垂，不再美观。

◆ 不要长期一个方向侧卧。产后妈妈的睡姿以仰卧为佳，尽量不要长期向一个方向侧卧，以免挤压乳房，引起双侧乳房发育不平衡。

◆ 每次哺乳后，用手轻轻托起乳房按摩 10 分钟。

◆ 夫妻同房时，男方应尽量避免用力挤压乳房。

适当活动乳房

产后是女性胸部二次发育的绝佳时机。坚持扩胸运动和俯卧撑，锻炼胸部肌肉，能提高胸肌对乳房的支撑作用，让乳房看上去坚挺、结实、丰满。这是最有效、最经济的丰胸方法，但产后的健胸运动需要长期坚持，才会有明显效果。

辣妈哺乳期形体保养

 从怀孕到分娩,再到漫长的哺乳期,妈妈的"三围"——胸围、腰围和臀围会发生很大的变化,而这三者正是婀娜体态的主要构成元素,所以妈妈要进行形体重塑,就必须重建"三围地带"的魅力。

辣妈妙招 1: 塑胸

从怀孕开始,女人的乳房就面临着很大的挑战。怀孕后,乳腺组织和脂肪储备增加。宝宝出生时,乳房增大到以前的两倍。哺乳后,普遍会有胸部缩水、下垂的现象。那么,乳房如何才能恢复到产前的状态呢?

产后塑胸操

动作 1: 屈腿舒展式

Step1

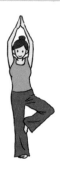

吸气。左腿向内屈膝,右腿站立;手心交叉,两臂慢慢举至头顶并拉直。感觉胸部有明显的拉升效果,头轻轻向上仰。

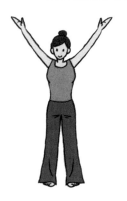

呼气。手臂慢慢向后展开，同时左腿伸直，双脚打开，头向后仰。

温馨提示：此动作难题系数较低，适合产后恢复期的新妈妈每天锻炼。

动作2：伸展回复式

Step1

两腿微微弯曲，重心向下，用力挤压两脚。双肘交叉，将胸部夹紧，掌心打开。

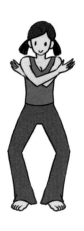

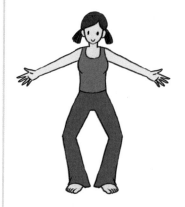

Step2

慢慢打开双臂，直至与身体处于同一水平面。保持2分钟，呼气。

温馨提示：妈妈在做第二步扩胸动作的时候，一定要细细感觉扩展时胸部的提升。

目前产后塑胸的方法，主要从运动、食物着手。运动是最安全的方法。产后塑胸操就是比较受欢迎的一种运动塑胸方法。

辣妈妙招 2：瘦腹

生完孩子以后，很多妈妈的腹部会有赘肉，这是妈妈们比较头疼的问题之一。

如何让水桶腰变成性感小蛮腰，健身专家给妈妈们带来了好消息：相对腿部而言，腰腹部更容易瘦下去。

瘦腰最根本的原则是"管住嘴，动起身"。少吃，对于哺乳期的妈妈来说不太现实，毕竟有个嗷嗷待哺的小宝宝在分担你的热量，但是吃得科学还是可以做到的。重点是要动起来，只要动作到位，并合理饮食，一个月就能有明显效果。

产后瘦腹三个妙招

方法一　　热身活动 15 分钟到全身微微出汗

方法二　平躺腹部运动

紧实平坦上腹练习：

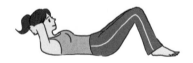

下身固定不动，仰卧起坐，10 个一组，每次做 5 组。

收紧下腹围练习：

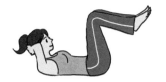

上身固定不动，双脚抬起，做屈伸腿
练习，10 次一组，每次做 5 组。

腹外斜肌练习：

双腿直立，双脚分开与肩同宽，双手掐腰，
下身固定不动，上身向左右各转动到极限位
置，使上下腹部的减肥效果更加明显。

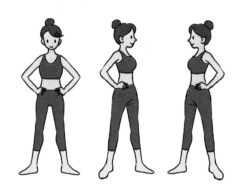

方法三　揉捏腹部运动

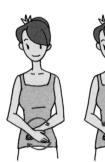
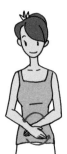

每次运动完后，以顺时针和逆时针方向，
做环形按揉各 50 次，促进脂肪代谢。

辣妈妙招 3：收臀

女人的性感臀部是需要保养的。很多妈妈的臀部产后会变得松弛下垂，以往的性感翘臀全都消失不见。怎样才能恢复性感的小翘臀，打造漂亮的臀部曲线呢？

收臀健身操

1. 仰卧蹬足收臀

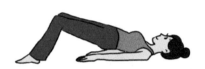

仰面平躺，两脚用力下蹬，提气收臀往上抬，坚持 3 秒钟后放松。然后再重复，重复 20 次。

这个动作有收紧臀部肌肉的作用。

2. 俯卧高抬腿

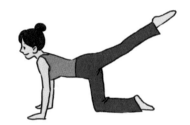

双膝跪地，双手支撑，交替抬举两腿至最大限度。以 30 次为一组，每次可做 3 组。

可紧致臀部肌肉、消耗脂肪。

3. 按摩臀部

俯卧，双手拇指和食指、中指相对，分别拿捏两侧臀部 2 分钟。

这个动作可加速臀部脂肪代谢。

4. 蹲马步

两腿分开至与肩同宽，微微下蹲，直到大腿小腿微微酸痛，坚持 3 ~ 5 分钟。

可加速臀部脂肪燃烧。

享受哺乳期生活

　　哺乳令妈妈身体放松，心情愉快。喂奶中的妈妈看起来会非常恬静安详。对于宝宝来说，乳汁也如同镇静剂，能让他安然入眠。对于职场妈妈来说，哺乳能让自己彻底放松下来，使劳累感自然消失。

　　研究表明，哺乳期妈妈的心情好坏会影响乳汁分泌的多少和优劣。那么如何调节自己的心情，以享受哺乳期的生活呢？

不必牺牲身材——科学瘦身

　　在哺乳期，妈妈的身体经历了很大的变化，在这个时期，妈妈的身体状况关系到两个生命的健康，一是宝宝，二是妈妈自己。不过这并不意味着妈妈可以不加节制地大吃特吃，牺牲自己的身材，其实可以科学地进行瘦身。

生宝宝6周后开始减肥

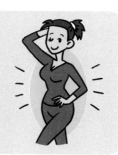

　　在宝宝出生6周后，妈妈的身体已经基本复原，妈妈和宝宝也建立了较为稳定的母乳喂养模式。这时，妈妈可以通过健康的饮食，慢慢调整体重。母乳喂养会消耗妈妈大量的能量，也可以帮妈妈减肥。

不必牺牲年轻——抗衰老

许多妈妈以为，给宝宝哺乳的过程中，最容易出现问题的是宝宝。如此一来，妈妈的身体健康常常被忽视。宝宝渐渐成长，妈妈却由于种种不正确的做法变老了。

◇ 食物。要多吃些含胶质的食物，比如猪蹄、骨头汤等。

◇ 保养护肤品。产后妈妈不妨为自己备一套孕产妇专用的化妆品、保养品。

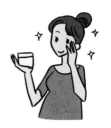

不必牺牲工作——做个"背奶妈妈"

女人有了宝宝，可以选择当"背奶妈妈"。在上班的时候带上吸奶器、冰袋、奶瓶等装备，涨奶时将奶挤出来，下班后再把母乳背回家喂宝宝。

不必克制自己——找个倾诉对象

◇ 不要发脾气。尽可能地让自己冷静下来，人在冷静的状态下处理问题的态度，跟不冷静时是不一样的。

◇ 要跟人多多沟通。找个人聊一聊，不满情绪或许就消失了，心情也就舒畅了。

◇ 调整自己。把自己调整到做妈妈的状态。

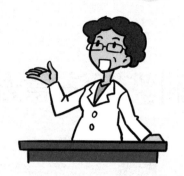

Q 坐完月子，看着自己久未打理的头发，特别想在哺乳期修整头发，烫一烫，或者给头发染个好看的颜色。那么，哺乳期能做头发吗？

A：修剪头发是没有问题的。至于烫发和染发，则要考虑烫发剂和烫发剂的成分。虽然它们是涂在妈妈头发上的，但里面的化学成分经过热蒸后，可能会被头皮吸收，进入母体内，再通过血液循环进入母乳。小宝宝肝肾功能发育不完善，这些化学物质容易在肝肾蓄积，影响健康。

当然，考虑到哺乳期很长，而我们现在科技也比较发达，染发膏和烫发剂的成分也有了许多改进，所以如果使用已经证实对婴儿来说安全的产品，偶尔染发和烫发也是可以的。

哺乳期注意避孕

理论上，正常分娩 42 天后就可以开始性生活，但建议新妈妈，还是待自己身体完全恢复后，再开始性生活。

夫妻生活注意事项

1. 动作应该轻柔、温和

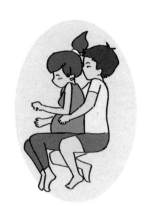

产后在开始性生活时，爸爸的动作应该轻柔、温和，不要太粗暴。

妈妈分娩时若有产道裂伤，或做过会阴侧切，不用太担心，一般性生活不会使正常愈合的伤口再次裂开。

2. 采取可靠的避孕措施

尽管此时绝大多数妈妈的月经还没有复潮，但也会有排卵，所以，从恢复性生活起，就要采取可靠的避孕措施。

3. 性生活次数不宜过频

妈妈既要照顾宝宝又要恢复身体，容易疲劳，对房事的欲望也并不强烈，所以爸爸应该体贴关爱妻子。

4. 剖腹产后，不可操之过急

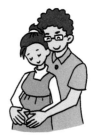

剖腹产妈妈除了腹部的切口外，子宫上的伤口也必须愈合，所以性生活最好再推迟一些，等到伤口完全长好再开始为好。

产后注意事项

① 产后 4 ~ 6 周，一般是排出恶露的时间，不要有性生活。这时开始性生活，极易带入细菌，引起感染。

② 另外分娩时撑大的阴道，也需要一段时间的恢复。

③ 剖腹产的妈妈原则上在生产 3 个月后可以逐渐恢复性生活。

身体状态完全恢复

◇产道和外生殖器的损伤已完全恢复。

◇卵巢开始排卵。

◇月经恢复正常。

◇性欲逐渐增强。

哺乳期注意避孕

有些母乳妈妈认为自己在哺乳期，属于安全期，性生活时也不采取避孕措施。其实，这个时期，没有来月经，并不代表没有排卵，所以即使在哺乳期，不采用避孕措施的话，也有可能会怀孕。

当然，哺乳期闭经避孕法（LAM）是从纯科学研究和临床试验发展起来的，在一段时间内使用的避孕方法，但随着哺乳时间的延长，必须辅用其他方法。

避孕套

因其使用方便，可预防性病，不影响月经，所以避孕套成为较多产后妈妈的选择。但爸爸可能觉得有异物感，而不大愿意接受。而少数妈妈有可能对乳胶过敏，也不太采用这种方式。

避孕套使用注意事项

1. 使用时最好选择质量好、不易破裂的避孕套。

2. 使用前要检查避孕套是否有破损。

3. 一定要在性生活开始前就戴上避孕套，在结束后阴茎未软缩时取下，以免精子漏出。

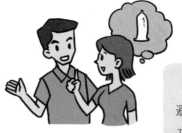

4. 如发现避孕套破裂，应及时采取紧急避孕措施补救。

宫内节育器

宫内节育器的优点是长效、简单，一次放置于宫腔，可避孕数年；有效期内避孕效果可靠；具有可逆性。

放置宫内节育器的具体时间

◇ 在月经干净后 3 ~ 7 天内，可放置宫内节育器。

◇ 正常分娩 42 天后，恶露已净，会阴伤口已愈合，子宫恢复正常，即可上宫内节育器。

◇ 剖腹产后 6 个月，可上宫内节育器。

放置宫内节育器应注意事项

① 哺乳期放置时，应排除早孕的可能。

② 放置节育器后，有的人会有腰酸腹坠的感觉。

③ 放置后的一年内，尤其是最初 3 个月内，可能有经期出血量较多、经期延长或周期中少量出血的现象。

④ 如避孕无效，需改用其他避孕措施。

专家提醒：

①产后妈妈可以选择适合自己的避孕方式。

②不可口服避孕药。因为避孕药的某些成分可能会影响乳汁的分泌，并通过乳汁进入宝宝体内，影响宝宝的健康。

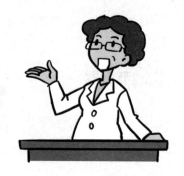

专家 诊室

Q 哺乳期会怀孕吗?

A: 理论上说，在女性哺乳时，因为催乳素水平高，卵巢功能受到抑制，不排卵，不易受孕。但有报道称，哺乳期的妈妈产后5周就怀孕了。所以，我们认为，在哺乳期妈妈的生育能力会降低，但并非没有生育能力。一般来说，奶水好的人月经来得晚。有的人奶水很好，是纯母乳喂养，她可能产后一年都不来月经；但有的人，奶水少，就会比较早来月经。来月经了，就说明你已经排卵了，同房就有可能怀孕。

Q 哺乳期想洗一下牙齿可以吗？

A： 哺乳期是可以超声波洗牙的，对孩子和母亲都没有太大的影响。这种治疗是物理性的，不会使用到化学药物。但在哺乳期洗牙的妈妈很少，因为在孕期消耗了大量的钙，牙齿容易松动，最好还是过了哺乳期再说。当然，如果你一定要去洗牙，为了避免器械消毒不彻底造成交叉感染，最好到正规的口腔医院或医院的口腔科洗牙。

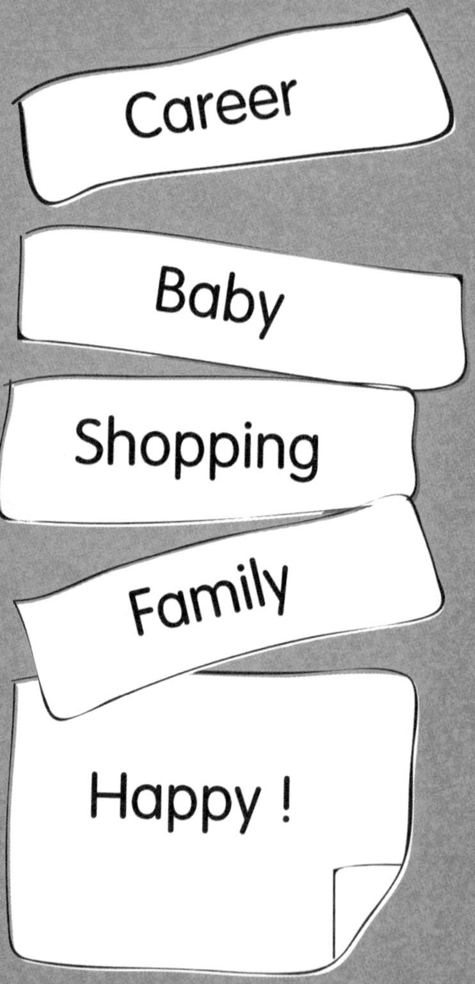
Career
Baby
Shopping
Family
Happy !

Chapter7

职场妈妈的哺乳管理

平衡母乳喂养与工作

眼看着产假即将结束，而怀里的宝宝还不满4个月，尚在哺乳期的妈妈马上会意识到，自己同时要承担工作和为人母的双重责任，有没有可能既能继续母乳喂养又能继续工作呢？答案是肯定的，只要计划周详，您完全可以兼顾母乳喂养和工作。

做"背奶一族"的职场妈妈

许多上班的妈妈发现，母子分离时继续坚持母乳喂养并非那么困难，而且不必在生活上做出巨大的调整。职场妈妈完全可以加入"背奶一族"的行列，而且，这很时尚！

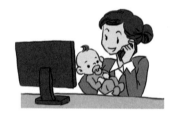

小知识

☆ 国家规定，女职工在产后一年内，每天有两次、每次半小时的哺乳时间。在很多大城市，这个规定调整为晚上班或早下班1小时。

☆ 吸奶器、保温桶、冰袋和密封储奶袋，是坚持母乳喂养的职场妈妈的必备工具。

职场妈妈的乳汁储存和喂养

①　白天上班时，妈妈可根据涨奶情况，吸乳 1～2 次，将吸出的乳汁放在专门的储存袋里，用便携冰盒或冰袋冷冻，下班后，尽快回家，放冰箱保存。

②　在冰箱保存的母乳，可以在第二天白天喂给宝宝。职场妈妈不仅可以继续母乳喂养，也不用担心会影响工作。妈妈可以在吸奶的时候顺便休息一下，喝杯温水，吃点零食或水果，为接下来的紧张工作调整好心态。

重返职场的妈妈们需要做的准备工作

☑ Check1

妈妈返回岗位前，先让宝宝适应奶瓶和奶嘴，增加辅食的品种。

☑ Check2

要提前找一个可靠的看护人，并让宝宝和看护人建立起信任关系。

☑ Check3

如果宝宝已经逐渐接受了奶瓶喂食，叮嘱看护人，没有特别的原因，不可以给宝宝喂食奶粉或其他食品。

☑ Check4

提早半小时起床，洗漱完毕，留出时间，出门上班前再给宝宝喂一次奶。

让宝宝适应奶瓶

对于重返工作岗位的妈妈来说，让宝宝适应奶瓶是上班前两周的主要工作。一般母乳喂养的宝宝都不喜欢用奶瓶吃奶，需要一段时间的培养和适应。妈妈不能着急，一定要有耐心，给宝宝一个接受和习惯的过程。

训练宝宝接受奶嘴

1. 最好是妈妈之外的人用奶瓶喂宝宝。如果宝宝知道妈妈在，可能拒绝吃奶。

2. 宝宝看护人应在宝宝还没特别饿的时候，就用奶瓶喂奶。这样宝宝就不会因为饥饿又不愿吃奶而哭闹。

3. 尽量使奶嘴形状与质地接近妈妈的奶头。在喂奶前用温水冲一下奶嘴，或滴几滴母乳，使奶嘴变暖。

4. 尝试用不同的姿势喂宝宝，比如哺乳时，可让宝宝面冲外，背靠着喂奶人的胸部。

5. 如果宝宝实在拒绝用奶瓶，可以先用小勺或杯子喂他，给宝宝一个心理接受的过程。

专家提醒：训练宝宝适应奶瓶，不需要太早，更重要的，是别给宝宝喂配方奶。妈妈的产奶量取决于宝宝吃奶的频率和他们的吃奶量，给宝宝喂配方奶会打破母乳的供求平衡，影响妈妈的母乳供应量。

乳汁储存和加热

新鲜的母乳如何保存才能让宝宝放心享用呢？保存的母乳如何加热能保持原有的营养？

母乳的储存

◇ 吸出的乳汁要放在专门的母乳储存袋中，尽快密封，预留一些空间以防乳汁冷冻后膨胀。

◇ 最好挤一次奶用一个容器或储奶袋，并贴上挤奶日期和时间。放入冰箱冷藏或冷冻。

注意：封存好的母乳在冰箱中最多只能冷藏保存48小时，冷冻可以保存3个月。

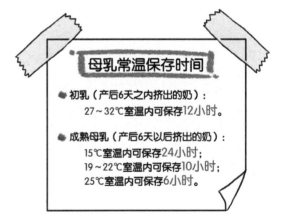

母乳常温保存时间

● 初乳（产后6天之内挤出的奶）：
27～32℃室温内可保存12小时。

● 成熟母乳（产后6天以后挤出的奶）：
15℃室温内可保存24小时；
19～22℃室温内可保存10小时；
25℃室温内可保存6小时。

母乳加热

◇ 给宝宝喂食前，先轻轻摇匀。

◇ 冷藏的母乳加热时用温水加热。

◇ 冷冻的母乳解冻时最好先把母乳拿到室温环境下自然解冻，然后再隔水加热。

注意：① 不能直接将母乳置于火上加热或用微波炉加热。

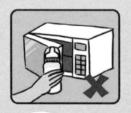 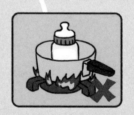

② 母乳冷藏后，可能会形成乳水和乳脂两层，这是正常现象。

③ 解冻后没吃完的母乳不可再冷冻，可冷藏，但是不宜冷藏时间过长，更不能隔夜。

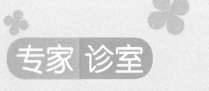

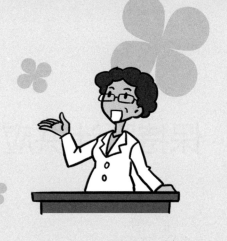

专家 诊室

Q 背奶包里放塑料奶瓶，还是玻璃奶瓶？

A：根据母乳储存的建议，选塑料制品的储奶器具比较好。

这些器具分两种：一种是母乳储奶杯，可以多次使用，不过需要消毒；另一种是母乳储存袋，是一次性的。

以上两种器具可以结合使用。比如，上班的时候就用储奶杯，将挤出的乳汁背回家，让宝宝第二天喝；如果碰到双休日或者出差，就用母乳储存袋，然后把乳汁冷冻起来。

保持乳汁供应

如果职场妈妈打算坚持母乳喂养，就应想办法保持充足的乳汁分泌。

保持正常分泌乳汁

首先，哺乳的职场妈妈一定要在工作时喝大量水，并坚持吃有催乳功效的营养食品和汤水。其次，做好心理建设，保持愉快的心情，帮助乳汁分泌。还有就是要注意下面几个方面。

1. 工作日尽量多喂奶、多挤奶

返回职场的妈妈可根据自己的时间安排，尽可能多地直接喂养宝宝。

① 早上上班前喂一次。

② 傍晚下班后就喂奶，晚饭后根据宝宝的作息再喂一次。

③ 宝宝睡前再喂一次。

另外，在上班间隙至少吸奶1～2次，保证乳房正常按量泌乳。

2. 非工作日全母乳喂养

周末的时候尽量推掉所有的事情，和宝宝在一起，让宝宝按需吮吸奶头吃奶。这样做既能维持妈妈的泌乳量，又能保持宝宝对母乳喂养的兴趣。

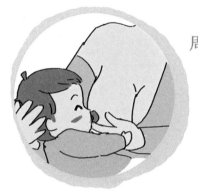

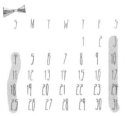

周六日纯母乳喂养

3. 继续夜间哺乳

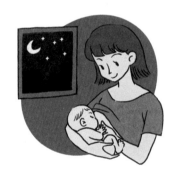

许多母乳喂养的宝宝因为白天和妈妈分开，夜里会更频繁地吃奶，通过夜间多次吃奶，来弥补白天所错过的母乳时间。聪明的宝宝会养成夜间吃奶的习惯，以补充自身成长的能量。

4. 不必排斥混合喂养

母乳喂养并非是极端地不喝一点儿配方奶，随着宝宝月龄的加大和母乳分泌量的变少，加配方奶是迟早的事情。而且，宝宝在 10 个月大后，能吃的辅食非常丰富，没有必要非得勉强纯母乳喂养。

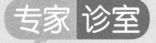 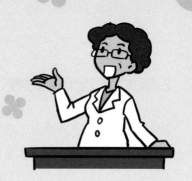

专家 诊室

Q 用手挤奶好，还是用吸奶器好？母乳挤出来
是立即放入冰盒，还是等母乳晾凉了再放？

A：用手挤奶比较费时，也比较累，相比较而言，用吸奶器会轻松一些。当然，
如果你用手挤得特别熟练，也是可以用手挤奶的。

母乳挤出来就可以入冰包了，因为还是热乎的，热胀冷缩也正好增加了密封性。

Q 在公司，怎么给吸奶器消毒？

A：在公司，是不能像在家一样摆一个消毒锅的，我们可以简化处理。每次用完
吸奶器，便拆开用清水洗干净，再放在一个大容器里，用开水烫 5 分钟就可以了。回
家以后再用消毒锅或者开水蒸煮，仔细消毒。

给自己减压

"背奶妈妈"真的很辛苦，既要承担照顾宝宝的责任，又要做好工作，按照计划进行所有事情，尽量保证在工作时间完成所有的工作，保证工作与生活的井然有序。但是面对来自工作和照顾宝宝的双重压力，一个人的精力是有限的，要学会给自己减压。

积极、正面地评价自己

母乳妈妈对很多事有些力不从心，这也是常事。在这种情况下，最重要的就是要照顾好自己，给自己减压放松，不让自己生病或出现任何健康问题。

母乳妈妈要保持良好的自我感觉，每天都这样提醒自己：

① 你正在做世界上最重要的工作。

② 你在给宝宝提供最好的食物。

③ 你是世界上最伟大的母亲。

④ 你能把自己的工作完成得很好。

⑤ 你可以成为一个新型事业女性。

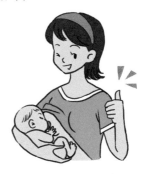

⑥ 你见证了宝宝的点滴成长。

⑦ 母乳使宝宝更聪明，更健康，会提高宝宝的智商。

⑧ 母乳降低宝宝患各种疾病的可能性。你是个"妈妈医生"，你很重要。

简化家务琐事

① 家中的琐事宜越简单越好。有些事——比如每周擦玻璃或熨烫衣服，你完全可以忽视。将自己的注意力放在宝宝身上。

② 让爸爸分担照顾宝宝的工作，比如给宝宝拍嗝。

③ 让家人帮忙洗衣、买菜、烧饭、打扫和整理。

④ 如果经济允许，可以考虑雇一个人做家务。

⑤ 可以用婴儿背带将宝宝兜在身上，摆碗筷或叠衣服。

学会放松

好多妈妈，特别是新手妈妈觉得，生了宝宝后，没有了属于自己的空间。长期没有放空自己的时间，就会让你感到身体疲惫、情绪低落、思绪紊乱。这个时候你该提醒自己放松一下。

放松自己的小技巧

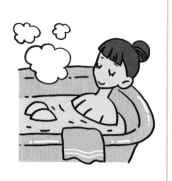

◇ 每天抽半个小时或 20 分钟的时间，闭目养神，梳理自己的思绪。

◇ 喂奶时，还可以听听音乐，翻翻宝宝的相册。

◇ 周末可以带着宝宝逛逛孕婴专卖店。

◇ 多想想宝宝的笑容，让你的生活充满正能量。

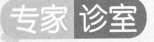

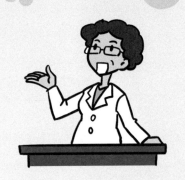

Q 职场"背奶妈妈"需要坚强、更坚强

A：产假结束后，很多妈妈会选择背奶。当"背奶妈妈"是很辛苦的，无论是身体还是心理，都需要承受很多的压力。

我们医院有个护士，刚做了妈妈，休完产假女儿只有 3 个月。她不舍得给孩子断奶，毅然决定自己背奶。医院上班早，每天早上 5 点半，她就起床给女儿喂一顿奶；接着给孩子穿衣服起床，把孩子交给老人，自己洗脸刷牙吃早饭；抓紧时间和孩子再玩一会儿，就得赶紧出门了。虽说最好保持 2.5 ~ 4 个小时吸一次奶，但一忙起来，可能就顾不上了。只要有一点儿空隙，她就会躲进狭小的休息室，抓紧时间为女儿吸奶。因为医院没有专门的哺乳室，时不时会有值班的医生、护士来这里休息。

就这样，她还觉得特别不好意思，担心吸奶和 1 小时哺乳假会占用工作时间，担心领导、同事有意见。做为过来人，我是挺能理解她的难处的。

最近我看到一条微博，对职场妈妈是这样要求的：①工作时间里跟其他员工一样勤奋工作；②提高工作效率，7 小时内圆满完成 8 小时的任务；③在工作时间少说宝宝的问题；④和从前一样，注意自己的穿衣打扮，让自己更接近职业女性的状态。

说实话，职场妈妈要做到上面这四条，真的太不容易了。但这条路是自己选的，为了孩子，妈妈就必须坚强，必须承受更多的辛苦。

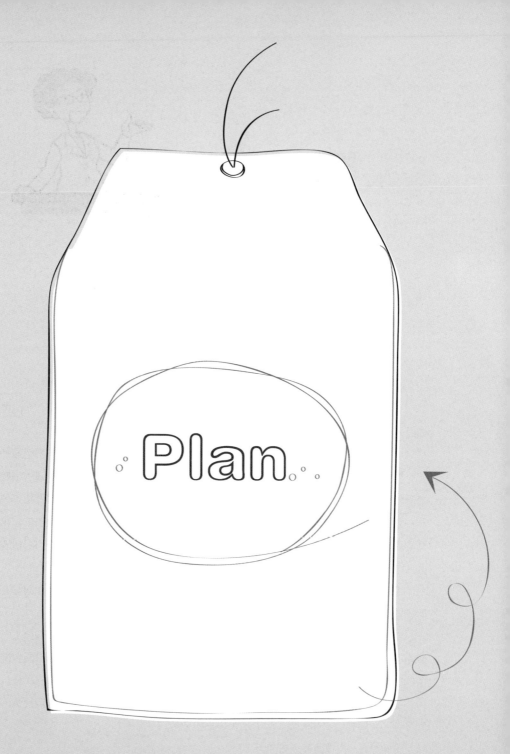

Chapter8

母乳宝宝的辅食添加和断奶

添加辅食及常见问题

随着宝宝一天一天长大，母乳已经不能完全满足宝宝对食物味觉和营养的需求了，应该开始给宝宝吃辅食。新手妈妈们开始出现许多疑问，宝宝到底多大才可以开始添加辅食？添加辅食应该注意哪些问题？宝宝一餐该吃多少辅食才够？这些常见的问题，我们都将一一为您解答。

辅食添加时间

何时可以给宝宝添加辅食，其实并无确切的时间，要根据宝宝的发育情况来定。

专家建议，可以在宝宝4～6个月时开始给宝宝添加辅食，因为这个阶段，宝宝消化系统逐渐发育成熟，可以接受母乳之外的其他流质食物，比较不会发生过敏反应。

辅食添加内容

宝宝的第一餐优先选用食物

含强化铁的纯米粉。因为纯米粉不容易引起宝宝过敏，而且容易吸收和消化。这个阶段的宝宝基本已经消耗掉从母体带来的铁，补铁应该是辅食添加的首要考虑因素。

蛋黄。蛋黄的营养价值高，可补充蛋白质，所含铁、锌量也比较高，是很好的辅食选择。但是对于4～6个月宝宝的消化系统来说，米粉更不易引起过敏。

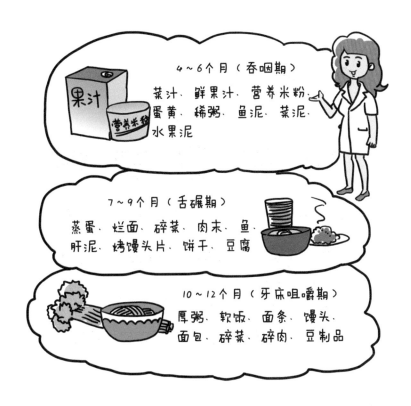

4～6个月（吞咽期）
菜汁、鲜果汁、营养米粉、
蛋黄、稀粥、鱼泥、菜泥、
水果泥

7～9个月（舌碾期）
蒸蛋、烂面、碎菜、肉末、鱼、
肝泥、烤馒头片、饼干、豆腐

10～12个月（牙床咀嚼期）
厚粥、软饭、面条、馒头、
面包、碎菜、碎肉、豆制品

辅食添加顺序

辅食添加具有两方面的作用。

满足宝宝生长的营养需求。 宝宝出生 4~6 个月后，单纯奶制品已不能满足宝宝健康生长的需要，添加辅食可增加宝宝营养素的摄入。

促进宝宝的器官发育。 及时的辅食添加，可促进孩子胃肠功能和咀嚼功能的发育。

需要提醒： ①添加辅食的顺序要循序渐进。②种类要由软到硬。③添加量要由少到多。④根据宝宝的接受程度添加辅食。具体可考下图：

▶ 从少到多 如蛋黄从试量1/8-1/4-1/2个

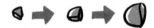

▶ 由稀到稠 如米汤-米糊-稠粥-软饭

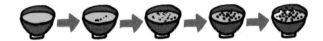

▶ 由细到粗 如菜汁-菜泥-碎菜-菜叶片-菜茎

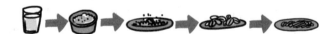

▶ 从植物性食物到动物性食物
如谷类-蔬菜-水果-蛋-鱼-肉-肝-豆

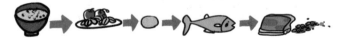

自制辅食提醒

宝宝的辅食有几个要求：一是新鲜，二是营养丰富，三是干净卫生。只要满足这三个要求，自己做或买现成的辅食都可以。

自己做辅食的优缺点。**优点：**能够保证原材料的新鲜，越新鲜的食物，营养素保持得就越好。**缺点：**要花费时间，而且不易存放。

购买现成的婴儿食品是很多职场妈妈的选择，但是要注意以下问题：

① 检查包装和营养成分。

② 要选无防腐剂的、真空包装的、放心品牌的产品。

③ 不过现成的辅食比较细，宝宝不宜长期食用，会影响牙齿的发育。

自己做辅食的注意事项

1．食材必须新鲜，无农药残留及病原感染，以避免引起宝宝感染及过敏。

2．宝宝的牙齿及吞咽能力未发育完全，辅食宜制作成容易消化的汤汁和泥糊。

3．制作辅食时，要注意食材、餐具的清洁。肉类要烹煮至熟透，果蔬要提前用盐水泡半小时以上，以确保卫生安全。

4．味道要清淡，否则不宜消化。不要加香料、味精，以及过多的糖、盐等调味料。蔬菜汁、新鲜果汁不宜太浓。

5．现做现吃，不宜在室温下放置过久，否则会使食物腐败。

6．避免用微波炉高温加热，以免破坏食物中的营养素。

喂食辅食的小技巧

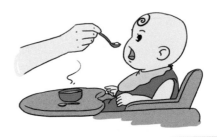

Skill 1

宝宝食量较小，一次喂食辅食的分量不要太大。

Skill 2

用汤匙喂食，别用奶瓶，帮助宝宝学习饮食方式及礼仪。

Skill 3

喂食辅食初期，一次只给一种新的食物。每添加一种辅食，要观察3~5天，等宝宝没有过敏反应后，再添加另外一种新的辅食。

帮助宝宝接受辅食的方法

方法 1

多试几种辅食。若宝宝不喜欢某种辅食，不妨换一种烹饪方式和口味。

方法 2

为宝宝准备一套专属的儿童餐具，增加他进食的兴趣。

方法 3

若宝宝不喜欢某种食物，别强迫宝宝接受，可换一种他能接受的食物。过一段时间后，再重新让他尝试。

方法 4

当宝宝开始想学着自己进食时，父母应多鼓励他，不要害怕他把食物弄得到处都是。

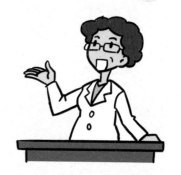

专家 诊室

Q 宝宝吃蛋黄后出现腹泻，还能继续给他吃蛋黄吗？

A： 可以先暂停。辅食的添加应当在宝宝身体健康的时候开始，先从米粉、果泥或菜泥开始，由少到多，由稀到稠。如果宝宝对某种辅食不消化，最好减少辅食量或暂停添加新的辅食。

Q 米粉用什么冲调好呢？很多米粉说明书上写着可以用奶粉、果汁冲调，也可以用温开水冲调。是不是用奶粉、果汁冲调会更有营养？

A： 最好还是用 45℃左右的温开水来冲调米粉。因为这样可以让宝宝品尝到食物最原始的味道，避免宝宝日后"重口味"。而且，米粉本来就添加了许多的营养物质，如果长期用奶粉或果汁冲调，可能造成营养过度。

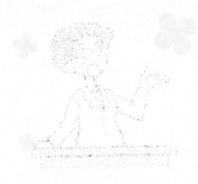

Q 辅食"做"好，还是"买"好？

A: 自己在家做辅食的优点，是能够保证原材料的新鲜。越是新鲜的食物，营养素保持得就越完整。但是，自己做辅食，从买菜、清洗到加工、制作，要花费不少时间。而且孩子吃得很少，量太小不好做，一次多做些存在冰箱里，营养素也会损失一部分。

购买现成的婴儿食品是很多职场妈妈的选择。婴儿食品的生产是禁止用防腐剂的，而且真空包装的产品，现成的菜泥确实要比自己做的更精细，更好吸收，比较适合小宝宝。但不能一直给孩子吃过细的食物，否则，对牙齿发育不好。孩子长牙后，可以尝试吃些粗一点儿的食物，如苹果，既新鲜又能让他练习咀嚼。

Q 宝宝6个月大时开始吃辅食了，有时大便干燥，我可以在宝宝的辅食中加一些蜂蜜，以利于他通便吗？

A: 最好不要加。蜂蜜中极有可能含有肉毒杆菌芽孢，如果1岁以下的小婴儿食用蜂蜜，容易引起肉毒杆菌性食物中毒。而且蜂蜜含糖量高，达到75%以上，会让宝宝口味嗜甜，排斥清淡的饮食。可以让孩子多吃蔬菜，多喝水，引导孩子养成规律的排便习惯，这样就可以缓解便秘。

顺利度过断奶期

　　断奶其实可以是个自然愉悦的过程。宝宝的健康成长需要各种营养物质的补充，因此，从添加辅食逐步过渡到食用正常普食，是一个必然的过程。

选好断奶时机

　　断奶时，宝宝和妈妈都要有个心理接受的过程，即便是到了断奶的时机，也要努力创造一个慢慢适应的过程，千万不可强求。断奶的方式根据宝宝和妈妈的情况，会有很大的个体性差异。

最佳的断奶时机

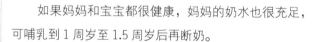

　　如果妈妈和宝宝都很健康，妈妈的奶水也很充足，可哺乳到 1 周岁至 1.5 周岁后再断奶。

　　如果妈妈的奶水不足，或妈妈生病，而宝宝对辅食的接受程度又很好，则可以考虑提前断奶。

　　断奶前，宝宝须接受奶瓶喂养，确保添加辅食情况良好，不会影响断奶后的营养摄入。

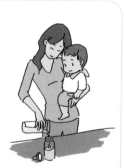

断奶时的注意事项

从白天开始减少喂奶次数

　　白天有很多分散宝宝注意力的事情，他们不会特别在意妈妈。但早晨和晚上，宝宝却会特别依恋妈妈，他们需要从吃奶中获得一种慰藉，因此断奶难度会相对比较大。

下定决心，不可反复

　　不可因宝宝哭闹就心疼，而再恢复喂奶。长痛不如短痛，否则宝宝会遭受再次断奶的痛苦，会给宝宝的心理健康带来危害。

选择恰当时机断奶

　　宝宝处于身体不健康、出牙，或是需要换保姆、搬家等状况时，宝宝情绪会受影响，不宜断奶，以免增加断奶难度。

不要在盛夏断奶

　　盛夏断奶会引起孩子消化不良，影响孩子的健康和发育，增加断奶的难度。

断奶的孩子更需要关爱

　　断奶是一个渐进的过程，孩子需要一定的时间适应。这个时期，孩子会有很多反常举动。

① 容易哭闹、夜惊、拒食。

② 需要妈妈给予更多的抚慰，更喜欢腻在妈妈身边。

③ 对孩子来说，不能吃妈妈的奶了，心理上会更依恋妈妈！

④ 对母乳依赖较强的孩子，看不到妈妈，会产生焦虑情绪——烦躁不安、哭闹剧烈、睡眠不好，甚至生病、消瘦。

所以断奶时妈妈一定要注意：

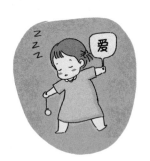

不要与孩子完全隔离。以免让孩子缺乏安全感，影响了孩子的身体和心理健康。

不要回避。可多陪孩子一起玩有趣的游戏，以转移孩子的注意力。

不能急躁。孩子哭闹时，一定要安抚孩子。

宝宝断奶后的饮食

宝宝断奶后，原来的辅食就变成主食了，这时孩子消化能力已逐渐增强，已出 6 ~ 8 颗牙，所以食物方面可由流质变为半流质或软食。但这时，宝宝生长发育很快。因此，必须要给宝宝提供充分的营养，并且要注意饮食卫生。

牛奶仍然是他们每天食物的重要组成部分

每天要饮用 500ml 左右的牛奶。因为牛奶不仅容易消化，而且有丰富的营养，能给宝宝身体发育提供所需要的各种营养素。

增加辅食的质量，可增加一些营养丰富、软烂、容易消化的食物

一般情况下，宝宝断奶后不能全部以谷类食品为主食，也不能与成人吃一

样的饭菜。可以将稠粥、软饭、烂面条、包子、小馄饨等当成主食。

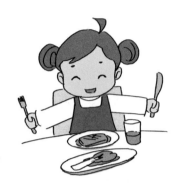

保证宝宝食品的多样性

每种食物有其特定的营养构成，因此，只有品尝多种食物，才能保证机体摄入足够的营养。

顺利断奶的方法

● 1. 应逐渐减少喂奶的次数

喂奶次数由每天三四次减至一两次，要及时排空多余的乳汁，直至乳房松软且没有胀痛的感觉。

● 2. 饮食宜清淡

少喝汤。特别是鸡汤、鱼汤等发奶食物，可适当多吃韭菜、山楂等回奶食品。

可用药物帮助回奶：

① **回奶茶水**。用炒麦芽煎水喝（50克煎服，每日3次）。

② **外敷**。将芒硝用小布袋包裹，敷在乳房上，避开乳头、乳晕。

③ **内服药物**。可服维生素 B_6、乙烯雌酚、溴隐亭等药物，但使用药物前需咨询医生。

● 3. 穿合身或稍紧一点儿的文胸

这样除了能抑制乳汁的分泌外，还能给乳房提供支撑，帮助乳房塑形。

● 4. 多做扩胸运动

断奶期间多做扩胸运动，以锻炼胸部，使乳房较快地恢复弹性。

● 5. 可热敷，并按摩乳房

双手托住单边乳房，从乳房底部按摩至乳头，以缓解断奶时的乳房不适。按摩时如果还有乳汁渗出，可以将乳汁挤在容器中。

在断奶期间，妈妈如果出现乳房肿块、局部皮肤发红或发热等症状，应及时就诊。

● 6. 多拥抱宝宝

在断奶期间，妈妈可以多拥抱宝宝，满足母子的心理亲密需求。

断奶会引起妈妈体内荷尔蒙分泌的变化，出现沮丧、易怒等负面情绪，同时伴有乳房胀痛、滴奶等烦恼。妈妈要疏导好自己的情绪，从心理上接受这个过程。

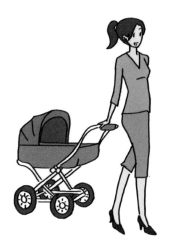

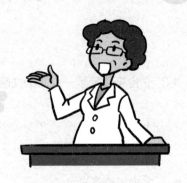

专家 诊室

Q 宝宝多大时可在他的食物中添加盐？

A：从理论上来讲，盐的添加应该是在 1 周岁以后，即使那时，也只是极少量添加。至于宝宝对辅食不感兴趣，可能不是孩子的问题，应该主要是大人的误导所致。比如，早期开始添加果汁，大人吃饭时给孩子尝一些成人食品，给孩子频繁吃保健品或不必要的药物（钙剂、蛋白粉、牛初乳等）。这样可能诱导孩子的味觉过早发育，造成孩子出现对配方奶或常规辅食（米粉等）不感兴趣。建议家长还是从平常喂养做起，不要过早给孩子添加盐等调味品。盐摄入过早、过多都会诱发孩子成人期的高血压等疾病。

Q 家里老人说小孩子的肠胃娇嫩，吃不了生的水果，所以都是把水果煮熟后压成泥给他吃。这样做有道理吗？

A：其实小孩子的肠胃并没有我们想象中的娇弱哦。只要是常温的水果，在清洗干净后就可以给孩子吃。在煮的过程中水果中的维生素都被破坏掉了，偶尔换换口味还行，一直这样吃就不建议了。

Q 宝宝 6 个半月，喝了 100ml 鲜榨果汁后开始拉水样大便。该怎么办？需要吃药吗？

A：这种情况不属于生病，不需要吃药。近期不要喂宝宝新的食物，按时喝水、吃奶就可以了。果汁中的天然糖分或其他酸性物质有可能会引发宝宝腹泻，所以一开始喂宝宝果汁时，应该先喂稀释过后的果汁，然后再喂纯果汁，并且应由少量添加开始，渐渐增量。

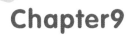

Chapter9

母乳喂养的替代

母乳喂养不是唯一的爱

母乳是婴儿最佳的天然食品，是宝宝最好的粮食，然而并不是所有宝宝都那么幸运，能够享受纯母乳喂养。有些不能实现纯母乳喂养的妈妈开始焦虑：如果我不能母乳喂养，我还是不是一个好妈妈？做妈妈一定要母乳喂养吗？如果我的宝宝没有接受纯母乳喂养，是不是就意味着输在了起跑线上？

配方奶也是爱

母乳喂养不是养育宝宝的唯一方式，也不是表达爱的唯一方式。如果选择了配方奶喂养，或母乳和配方奶混合喂养，妈妈也不必觉得自己是个不合格的妈妈。

现在，市场上有各种各样的婴儿配方奶粉，有国外的，也有国内的。它们种类丰富，功能开发得也非常细致、周全。奶制品是宝宝1周岁前的主要食物。因此，对于由于母乳不足或其他原因不能母乳喂养的宝宝，配方奶是母乳的最佳替代品。

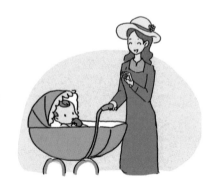

当然，要根据宝宝的自身情况选择适合宝宝的配方奶。

配方奶具有针对性

① 抗敏奶粉

宝宝对乳糖过敏的话，可以选择抗敏奶

粉。制作这种奶粉时用了一种特殊的技术，降

低或分解奶粉中的乳糖，使乳糖不耐受的宝宝

更容易接受，减少过敏反应的发生。

② 营养素比例均衡的奶粉

有的宝宝需要选用维生素、脂肪等营养素含量低，DHA等营养

素含量高的配方奶，还有的宝宝需要选用市面上比较流行的羊奶。

以上的配方奶可以根据宝宝的自身情况量身选择。

对于母乳妈妈来讲，不要过分纠结宝宝母乳喂养的时间过少，或配方奶添加得过早，随着宝宝的月龄逐渐增长，宝宝迟早要接受配方奶粉。中国宝宝喝奶少是一个普遍现象，有的宝宝到能吃辅食的时候，就不再吃奶，这种做法特别不利于宝宝的健康。

小贴士

现在奶粉厂家生产的婴幼儿奶粉能让孩子喝到7周岁左右。母乳喂养宝宝到1.5周岁或2周岁已经很好了，添加配方奶粉是或早或晚的事情，妈妈们不必抗拒配方奶粉，它将是你家宝宝几年内最主要的营养来源。

混合喂养

　　顾名思义，混合喂养是在母乳不足的情况下，用其他乳类或代乳品来喂养宝宝，以补充母乳喂养的营养。

　　混合喂养一方面能让婴儿按时吮吸妈妈的乳房，让乳汁维持正常分泌，另一方面又能解决母乳不足的问题，保证宝宝得到充足营养。混合喂养是目前喂养母乳不足宝宝的常见方式。

混合喂养的喂养方式

❶ ｜补｜授｜法｜

　　先母乳，后补喂宝宝一定数量的配方奶。这种方式叫补授法，适用于不到6个月的宝宝。其特点是，宝宝先吮吸母乳，使母亲乳房按时受到刺激，能够保持乳汁的分泌。

❷ ｜代｜授｜法｜

　　这次喂一次母乳，下次喂一次配方奶粉，轮换间隔喂食。这种方式叫代授法，适用于6个月以后的婴儿。

　　这种喂法容易使母乳量下降。逐渐用奶粉、米粉、烂粥代授，可培养宝宝的咀嚼习惯，为以后断奶做好准备。

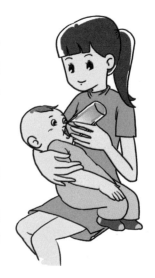

如何选择混合喂养的代乳品

配方奶

为宝宝选择配方奶粉首先要遵循三大标准：

①奶粉配方要接近母乳。②奶粉品牌的信誉度要高。③奶粉的口碑要好。

在满足这三大标准的基础上，还要看配方奶是否适合自家宝宝。

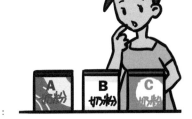

怎样才算适合宝宝呢？也有三个标准。妈妈可以密切注意宝宝吃配方奶的反应：

①宝宝体重是否达标。②宝宝的大便是否正常。③宝宝吃了是否上火。

鲜牛奶

与母乳相比，鲜牛奶所含的蛋白质和矿物质高出母乳2～3倍。但是，鲜牛奶中的蛋白质分子很大，不容易被肠道吸收。有的宝宝喝了鲜牛奶后，易出现肠道过敏，引起腹泻。

注意：纯牛奶不宜直接喂养4个月以下的宝宝。最好在宝宝4个月大以后，待消化系统发育完善，再选择鲜牛奶做代乳品，而且喂宝宝时，须将鲜牛奶稀释、加糖。

羊　奶

近些年，将羊奶当成代乳品成为一些妈妈的首选。营养学家通过羊奶与其他乳品的对比实验发现，羊奶的营养成分较为齐全，是最接近人类母乳的天然乳品。

羊奶唯一的缺点是，B族维生素和叶酸的含量低，将其长期作为婴儿主食，可能引起大细胞性贫血。须注意给婴儿补充B族维生素和叶酸，以预防贫血的发生。

| 豆　浆 | 近几年，有些新妈妈选择豆浆做代乳品。豆浆营养价值不低，也方便获得。 |

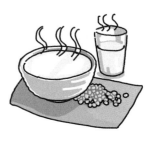

注意：新生宝宝及较小宝宝不容易吸收豆类中的植物性蛋白质，而豆浆含有的皂角甙、植物红细胞凝集素和 α－抗胰蛋白酶对人体有害，不适合他们食用。

混合喂养注意事项

① 按照说明冲配奶制品

选择配方奶粉为代乳品时需注意：

一、要严格按照配方奶粉说明为宝宝调制奶液，不要随意增减浓度。浓度正常才能保证婴儿的大便正常。

二、要根据孩子生长阶段，挑选适合孩子的配方奶粉。

三、要注意奶瓶、奶嘴的清洁，注意经常消毒。

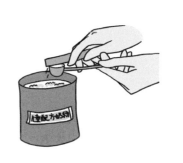

② 多给宝宝喂水

摄入体内的水只有1% ~ 2% 可供组织生长需要，其余水分都经过肾脏、呼吸、皮肤、肠道等器官排出。

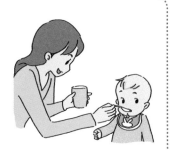

由于较小婴儿的肾脏浓缩尿的功能较差，而牛奶中蛋白质和盐分的含量较高，因此须补充水分，供代谢需要，年龄越小的婴儿对水的需求越多些。

③ 先喂母乳，再给宝宝补充其他乳品

混合喂养的开始几天，须注意观察宝宝食欲与母乳分泌情况，以掌握每次补授的奶量。补授的原则是让宝宝吃饱，无消化异常、腹泻、吐奶等情况。

④ 不要把母乳和配方奶混在一起喂

有些妈妈为了省事，用吸奶器把母乳吸出来和配方奶混着一起喂给宝宝。

这样做的话，一方面，配方奶的水温可能会破坏母乳中的免疫物质；另一方面，使母婴之间缺少接触彼此皮肤的机会，不利于建立亲子关系。

⑤ 代乳品不能配得太甜

宝宝吃惯了比较甜的食物，就会对淡而无味的母乳没有兴趣了。

注意：奶嘴的孔不宜过大，婴儿吃惯了容易吮吸的奶嘴，就会"变懒"，不愿意花力气吸母乳了。

⑥ 选择鲜牛奶时，注意保鲜期

一定要给宝宝喂最新鲜的牛奶，而且牛奶含糖量较低，给宝宝喂牛奶时，应适当加糖。

注意：加糖时，选择成分接近母乳的乙型乳糖。这种糖能促进肠道中双歧杆菌、乳酸杆菌等菌类的生长，抑制大肠杆菌的生长，减少腹泻的发生。

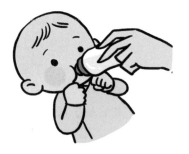 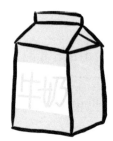

母乳替代：配方奶喂养

母乳含有蛋白质、脂肪、矿物质、维生素等丰富的营养，且各种营养素的比例适当，特别容易被宝宝消化吸收。同时，母乳还含有多种增强宝宝抵抗力的抗体，是宝宝们最理想的食物。但是在一些情况下，妈妈不得不停止母乳喂养，比如，婴儿患有不宜母乳喂养的先天性代谢疾病，或妈妈患有可能传染婴儿的疾病。这些情况下，我们只能选择配方奶替代母乳。

配方奶的选择

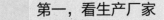

第一，看生产厂家

奶源的生产、管理过程直接决定配方奶的品质。历史悠久、信誉好的厂家在这两方面都会严格控制，确保奶粉的科学性和安全性。所以选购奶粉时一定要重视奶粉的厂家。

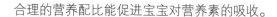

第二，看奶粉外包装的营养标签

合理的营养配比能促进宝宝对营养素的吸收。

一些特殊配比的奶粉还能满足特殊宝宝的需要。比如，有过敏风险的宝宝可选择部分水解配方的奶粉，无乳糖配方奶粉适合因乳糖不耐受而腹泻的宝宝。

第三，按宝宝的年龄选择

在不同的年龄段，婴幼儿因生理特点不同，对蛋白质、脂肪、碳水化合物、维生素和矿物质等营养素的需求也不同。

年龄越小对营养素质量和数量的要求越高；阶段越小的配方奶所含的营养素越全面，越容易被消化。

所以，小宝宝不能吃大宝宝的配方奶，大宝宝却可以吃小宝宝的配方奶。

不过，若无特殊情况，还是应该按宝宝的年龄段选择奶粉。大宝宝吃小宝宝的配方奶，容易摄入超量营养，从而导致肥胖。

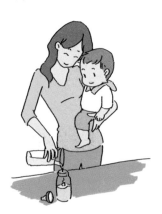

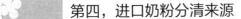

第四，进口奶粉分清来源

市面上的配方奶有进口和国产之分。国产配方奶的设计生产标准完全针对中国宝宝，但不断发生的毒奶粉事件让不少人选择进口奶粉。

进口奶粉大概可分三种

一是奶源在国外，在国内设厂加工生产的奶粉。

二是通过某些渠道，比如海外代购，在欧美等国家、地区购买奶粉。此类产品完全是针对国外宝宝的体质和需要设计，产品包装没有中文说明。

三是从奶源到包装均在国外完成，并针对中国宝宝体质和需要设计的奶粉。这类奶粉就是常说的"原装进口"。相比以上两种，此种奶粉不但标准高、品质高，还适合中国宝宝。

第五，注意包装和保存期限

配方奶的包装要完整，应标有商标、生产厂名、生产日期、批号、保存期限等。不同材料的包装，其保存期限不同。

按国家标准，马口铁罐密封充氮包装的奶粉保存期限为2年，非充氮包装的为1年；瓶装的为9个月；袋装的为6个月。

配方奶喂养注意事项

1 观察宝宝吃配方奶粉后的反应

① 宝宝愿意喝。

② 喝后没有哭闹、腹泻等症状。

③ 宝宝的生长发育指标正常。

以上情况确认后，就说明这种配方奶适合宝宝。

不必拘泥于说明书的要求 **2**

配方奶包装上的推荐食用量只是参考，不必因宝宝喝的量与之不符而焦虑。即使宝宝喝的量少于推荐量，只要宝宝的生长曲线在正常范围内，就不需要担心。不过如果宝宝生长曲线波动大，或在正常范围外，就需要咨询医生。

3 妈妈要亲自喂宝宝

即使喂配方奶，也要经常让宝宝闻到妈妈的气味，感受妈妈的关爱，增加母子的情感交流，这样才有利于宝宝的心理健康及其发育。

4 要依照说明调制配方奶

不用矿泉水冲配奶粉。配方奶最好用 40℃左右的温开水或纯净水调制。矿泉水添加了矿物质不适合调制。

冲调时的用水量应按奶粉外包装的推荐量，保证浓度适宜，以免过浓或过淡，影响宝宝营养摄入。

奶瓶用完要消毒 5

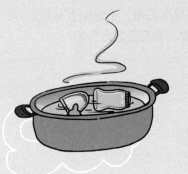

冲调婴幼儿奶粉的奶瓶、奶嘴，每次使用完都要清洗、消毒，不能仅仅用冷水冲洗。

6 打开的配方奶应在 4 周内用完

环境中的细菌、空气、温度都可能影响配方奶的品质。如果在 4 周内宝宝不能喝完大包装的配方奶，下次就换小包装。

奶粉要避光保存。光线会破坏奶粉中的营养成分。为了避免奶粉受污染和变质，奶粉开封后应保存在阴凉、干燥的地方，并避免与空气直接接触。

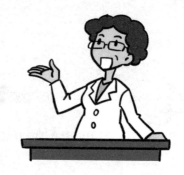

专家 诊室

因为身体原因，在宝宝 4 个月大时，我不能母乳喂养了。可是宝宝很排斥奶瓶，不是用舌头顶，就是咬着玩，根本不吃，我应该怎么办呢？

Q

A： 要想办法让宝宝慢慢适应奶瓶。有一些小的方法，可以试一试。

① 等宝宝很饿的时候再用奶瓶喂。

② 把奶嘴放在宝宝脸颊部，让宝宝自己去找奶嘴。

③ 喂奶前，用温水冲洗奶嘴，让它接近人体温度。

④ 多准备几个不同形状、不同材质的奶嘴，让宝宝一个一个去试。

⑤ 用不同的姿势给宝宝喂奶，看他的反应。

⑥ 在宝宝睡着时，把奶嘴放入他嘴里，让他逐渐熟悉奶嘴。

Q 我家宝宝一出生就喝配方奶。我看到配方奶的营养表中有钙，那么，还需要另外给宝宝补钙吗?

A：如果配方奶中的钙已经满足宝宝的生长需要，就不需要再额外添加了。如果摄入的钙超过宝宝的生长需求，多余的钙会积存在宝宝的身体里，给宝宝的健康带来隐患。

Q 我的奶水一直不多，马上就要上班了，我也想背奶。到时候，我想把吸出来的母乳和配方奶混在一起喂宝宝，这样比较方便。

A：不建议这么做。因为冲调奶粉的水温较高，可能破坏母乳中的免疫物质，而且这样也不容易掌握宝宝需要补充的奶量。最好是先喝母乳，不够宝宝吃了，再添加配方奶。

图书在版编目（CIP）数据

　　母乳喂养，宝宝壮，妈妈美 / 姜淑清著． — 南京：
译林出版社，2016.6
　　ISBN 978-7-5447-6268-7

　　Ⅰ．①母… Ⅱ．①姜… Ⅲ．①母乳喂养－基本知识
Ⅳ．①R174

　　中国版本图书馆CIP数据核字（2016）第071576号

书　　　名	**母乳喂养，宝宝壮，妈妈美**
作　　　者	姜淑清
责任编辑	陆元昶
特约编辑	申丹丹　邓　薇
出版发行	凤凰出版传媒股份有限公司
	译林出版社
出版社地址	南京市湖南路1号A楼，邮编：210009
电子信箱	yilin@yilin.com
出版社网址	http://www.yilin.com
印　　　刷	北京凯达印务有限公司
开　　　本	710×1000毫米　　1/16
印　　　张	14
字　　　数	80千字
版　　　次	2016年6月第1版　2016年6月第1次印刷
书　　　号	ISBN 978-7-5447-6268-7
定　　　价	36.00元

译林版图书若有印装错误可向承印厂调换